A Medicina Alternativa das Plantas e Alimentos 1.0

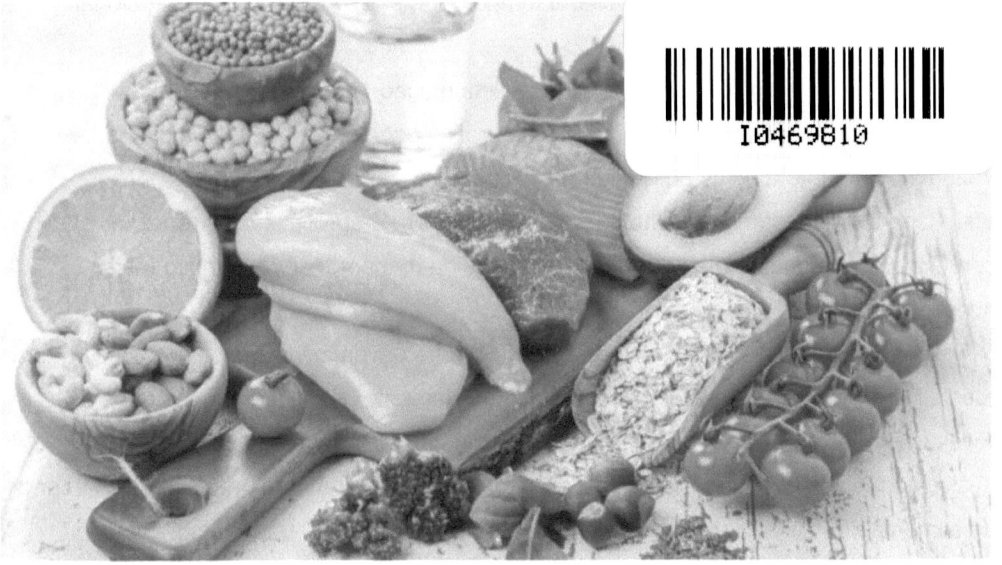

Oque é a fitoterapia?

A fitoterapia, consiste em um dos mais antigos tipos de tratamentos existentes no mundo. O estudo das propriedades ativas existentes nas plantas e a maneira que agem em nosso organismo.

Em tempos antigos, e em tribos indígenas, por exemplo, a medicina natural sempre foi muito utilizada e repassada entre gerações para tratamento de diversas doenças e problemas comuns. E hoje em dia, cada vez mais pessoas estão sendo adeptas a tratamentos mais naturais através de uma alimentação adequada ou mesmo tratamentos fitoterápicos para tratar as doenças.

Estes estudos cada vez mais vem sendo realizados e pesquisados para fazer com que tornem-se mais conhecidos e sejam uma solução definitiva ou mesmo um auxílio no tratamento de diversas enfermidades.

Essas propriedades naturais das plantas, possuem uma forte ação em nosso organismo e por vezes são utilizadas ate mesmo em medicamentos comuns acrescidas de outros químicos não-naturais.

Uma das principais vantagens de se utilizar os alimentos e suas propriedades e que além de não serem danosos para sua saúde, ainda podem ser tão ou mais efetivos a longo prazo do que apenas "sanar" o problema temporariamente e voltar a se decepcionar tempos depois.

Todos já sabem dos benefícios de uma boa alimentação, mas poucos sabem as propriedades excepcionais que alimentos naturais e comuns a nosso dia a dia podem nos trazem no combate a estas enfermidades modernas.

Visto toda a introdução a respeito, faça uma boa leitura e aproveite para repassar o conhecimento adquirido e ajudar outras pessoas de maneira natural e muito mais acessível a todos.

Devemos lembrar que existem diversas doenças que devem ser acompanhadas e podem resultar diversos problemas se não tratadas corretamente pelo seu médico, todas as receitas e dicas, apesar de altamente eficientes devem ser seguidas de uma correta avaliação médica quando for o caso. Porém existem casos em que uma simples mudança de alimentação e uma dieta rica em proteínas e vitaminas pode trazer resultados excepcionais e mesmo sanar os problemas a curto e longo prazo.

Em suma, devemos entender que todo tratamento seja ele artificial ou natural possui o propósito de melhorar a qualidade de vida do indivíduo e proporcionar alternativas que sanarão ou ao menos, reduzirão os efeitos negativos da enfermidade, sendo que métodos naturais têm sido cada vez mais utilizados devido a sua grande aceitabilidade por todos os organismos e a total falta de efeitos colaterais.

As plantas e alimentos possuem propriedades que diversos laboratórios utilizam para isolar e combinar em medicamentos, ou seja, de fato existem propriedades estudadas que geram resultados surpreendentes em diversos casos até mesmo, melhores que tratamentos artificiais que reagem diferente em cada organismo.

Aproveitem todas as dicas e receitas e procurem uma vida cada vez mais saudável e ativa, o tratamento a doenças mais eficiente já estudado se dá através de uma boa alimentação, exercícios físicos e hábitos saudáveis que tornarão seu sistema imunológico altamente eficiente no combate a enfermidades.

Boa leitura!

Índice

Combate a Acne e espinhas..4
Combate a depressão e ansiedade..6
Combate ao Mau Hálito..8
Estimular a amamentação...10
Combate a dores de cabeça e enxaqueca...11
Combate aos efeitos da menopausa e TPM.......................................13
Combate ao excesso de colesterol...16
Combate a cólicas intestinais...17
Cólicas Menstruais...19
Combate a diarréia...20
Combate a bronquite e tosse..22
Combate a corrimentos vaginais..24
Combate a convulsão...26
Combate a conjuntivite..28
Combate a má digestão..30
Combate a disenteria..31
Combate a dores nas articulações (Artrite).......................................33
Combate a dores de garganta (Amigdalite).......................................35
Combate ao enjôo..37
Combate a dores musculares...38
Combate a dores nos ouvidos..39
Combate a má circulação do sangue...40
Combate a diabetes..42
Combate a pressão alta (Hipertensão arterial)..................................43
Combate a pressão baixa (Hipotensão arterial)................................45
Combate a baixa produção de hormônios..47
Combate a problemas da próstata...48
Combate a prisão de ventre...50
Combate a impotência sexual..52
Combate ao derrame cerebral..54
Combate a difteria..56
Combate ao estresse...57
Combate a febre...59
Combate a dores no fígado..61
Combate ao furúnculo...63
Combate a gripe...64
Combate a hemorroidas...66
Combate a herpes...67
Combate a falta de apetite...70
BÔNUS EXCLUSIVOS DESTA EDIÇÃO 1.0...............................72
    Considerações Finais..73

Combate a Acne e espinhas

A acne e causada principalmente pelo entupimento dos poros da pele, onde as glândulas secretoras de óleo da pele encontram-se inflamadas. É causada principalmente por desequilíbrio hormonal e má alimentação, mas também pode ser motivada pelo tipo de pele, problemas psicológicos e mesmo facilitada geneticamente em certos indivíduos. Os alimentos que mais facilitam o surgimento de acne são: Gordurosos (leite, chocolate, fast-foods, doces) e o consumo de farinha branca.

Alimentação para tratamento:

Você deve incluir em sua alimentação:
Alimentos mais leves e carnes brancas: (Peixes, arroz integral, macarrão integral, farinha integral e se possível consumir aveia).
Frutas e verduras: Preze por frutas e verduras que contenham as vitaminas C, A e E. (Limão, laranja, abacate, cenoura, manga, brócolis, espinafre e ovo cozido).

Tome pelo menos uma vez por dia os sucos com as frutas especificadas acima e procure se alimentar corretamente. Se possível pode ser feito ainda um suco com cenoura e pepino, que ajudará a combater as toxinas da sua pele e pode ser tomado ate duas vezes ao dia para resultados melhores.

Receitas caseiras para o tratamento:

1– Abacate: Amasse a polpa do abacate de forma que adquira uma consistência pastosa e aplique-a no rosto, deixando agir por pelo menos 1 hora e logo após remova a máscara com água fria corrente.

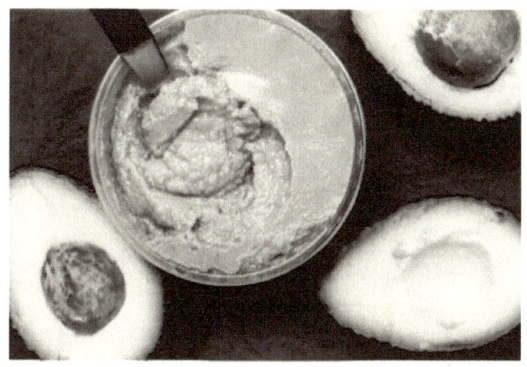

2 – Pepino: Pegue um pepino, juntamento com uma colher de açúcar mascavo e misture em um recipiente até que seja obtida uma massa pastosa com os ingredientes. Aplique nas áreas afetadas em todo o rosto e deixe agir por pelo menos 40 minutos, em seguida retire com água fria corrente.

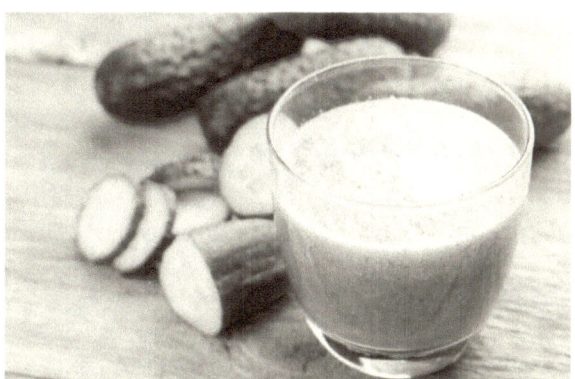

3 – Aveia e água: Coloque em um recipiente uma colher de sopa de aveia em flocos, acompanhado de duas colheres de água filtrada e misture bem os ingredientes ate que se forme uma pasta similar a um esfoliante, aplique-o em seu rosto e faça movimentos no sentido horário delicadamente nas regiões afetadas em seu corpo, deixe o creme agir por pelo menos 10 minutos e após este tempo remova em água fria corrente.

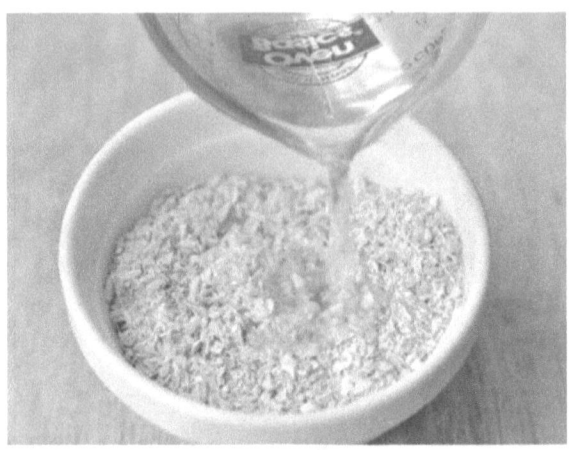

Combate a depressão e ansiedade

A depressão e um mal do século, causada por diversos fatores pode inclusive levar as pessoas a casos extremos afetando sua saúde física e emocional. Existem alimentos capazes de liberar endorfina e fazer com que seu corpo adquira maior capacidade de amenizar estes sintomas.

Você deve incluir em sua alimentação:

Alimentos que servem como estimuladores e calmantes como:
Frutos do mar e peixes no geral, espinafre, brócolis, ovos, banana, aveia, e castanhas do pará.
Chá de camomila: Conhecido por ser um calmante natural e ajuda a combater até mesmo a insônia.
Alface: Contém propriedades calmantes principalmente nos talos das suas folhas como lactucina e lactupicrina.
Frutas: Laranja, maracujá e limão.

Receitas caseiras para o tratamento:

1 – Vitamina de banana: Faça uma vitamina com os seguintes ingredientes: 1 Banana madura, 1 copo de iogurte natural e uma colher de sobremesa de mel. Irá ter melhores

efeitos se for tomado diariamente durante o café da manha e pode ser acrescido ainda de nozes, que possuem as mesmas propriedades da banana favorecendo o bom humor matutino.

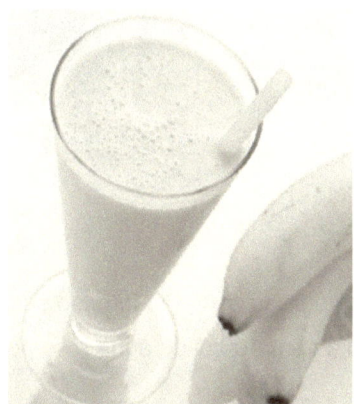

2 – Chá de salgueiro: Adicione 30 gramas de salgueiro em 1 litro de água e deixe-o ferver por aproximadamente 10 minutos. Após este tempo desligue o fogo e deixe o chá imerso por mais 10 minutos e se possível beba por pelo menos 2 vezes ao dia preferencialmente de manhã e a noite.

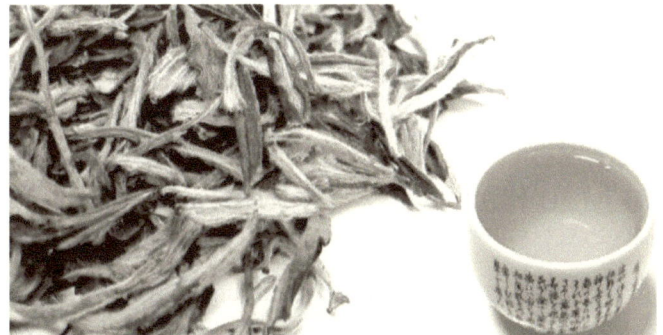

3 – Chá de Camomila com erva-cidreira: Feito na proporção de 20 gramas para 1 litro de água, se possível deve ser consumido ao menos 3 xícaras ao dia.

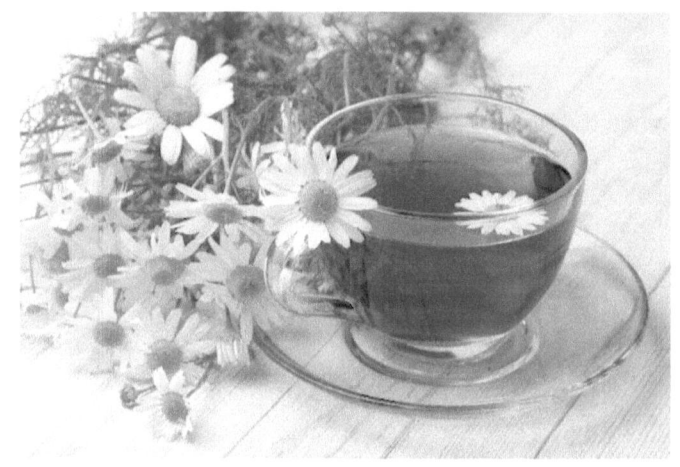

A dica extra, neste caso também pode ser o tão famoso suco de maracujá. Na proporção de 100ml de polpa de maracujá para 100ml de água e se possível adoçado com 1 colher de sopa de mel.

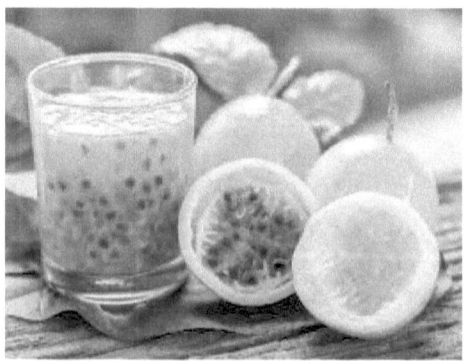

Combate ao Mau Hálito

Pode ser causado por diversos fatores, inclusive por uma má alimentação. Vale ressaltar que o combate ao mau hálito se for devido a cáries e enfermidades dentárias, deve ser realizada uma consulta ao dentista para resolver o problema. Caso seja apenas um problema com má alimentação siga as orientações para um melhor resultado.

Você deve incluir em sua alimentação:

Inclua em sua alimentação: ervas **frescas**, pimentão, coentro, salsa, **frutas** como maça, mamão, laranja e outros alimentos ricos em **vitamina C** e beba muita água.

Evite ao máximo: Bebidas alcoólicas em excesso, repolho e couve-flor (ricos em enxofre e provocam também gases), e proteínas animais devem ser consumidas regularmente sem excessos.

Receitas caseiras para o tratamento:

1 – Própolis: Faça uma solução com 1 copo de água morna e em seguida adicione 15 gotas de própolis natural, e faça gargarejos por pelo menos 3x ao dia.

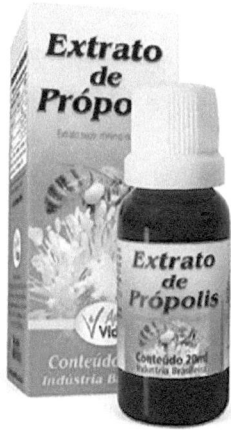

2 – Chá de hortelã: Realizar bochechos com chá de hortelã após a escovação diária pode auxiliar no tratamento do mau hálito.

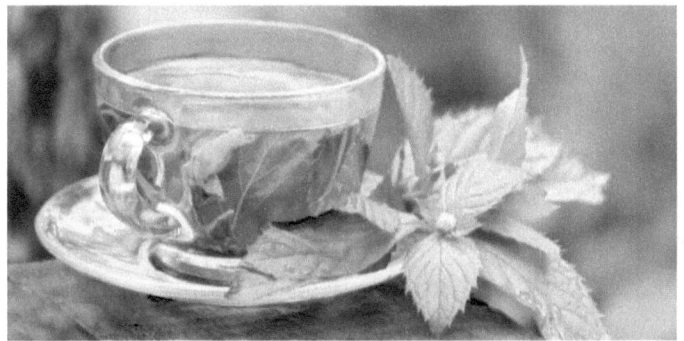

Estimular a amamentação

O leite materno é um dos alimentos mais completos existentes, ele é o único capaz de suprir totalmente as necessidades do recém-nascido proporcionando os devidos nutrientes para que a criança cresça com saúde física e mental.

Você deve incluir em sua alimentação:

Alimentos em **grãos** como: arroz integral, aveia, canjica, castanhas, milhos, nozes e trigo.
Frutas como: Amendoim, banana, coco, figo, maça, uva e mamão.
E ainda alguns **vegetais e hortaliças** como: espinafre, beterraba e cenoura.

Receitas caseiras para o tratamento:

1 – Aveia: Faça vitaminas com as frutas citadas anteriormente e adicione pelo menos duas colheres de sopa de aveia, que fará com que os níveis de ferro aumentem gerando maior produção de leite materno.

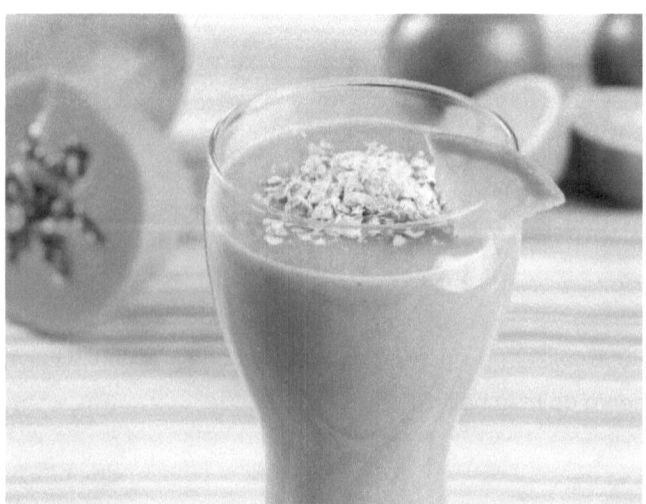

2 – Chá de sementes de erva doce: Em um copo de água fervente, adicione uma colher de sopa de semente de erva doce e cubra o copo, deixando-o assim por pelo menos 30 minutos. Em seguida coe e beba a solução, sé possível faça o procedimento e beba por, pelo menos, duas vezes ao dia para melhores resultados.

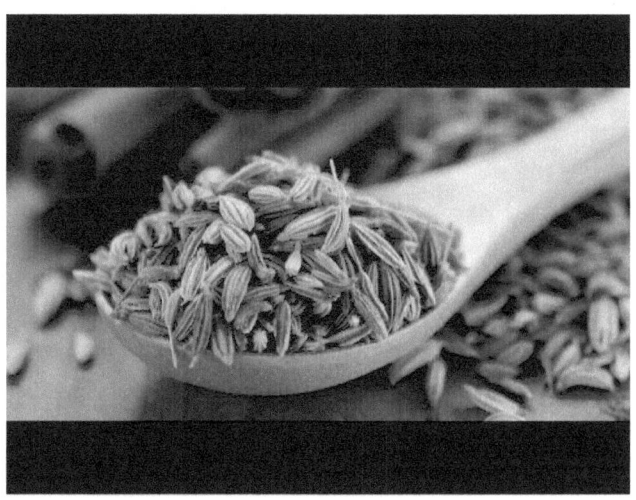

Combate a dores de cabeça e enxaqueca

Uma das mais incomodas dores que se pode ter é a famosa dor de cabeça ou a enxaqueca crônica. Existem diversos alimentos que contribuem para despertar ambas as dores em nosso organismo, dentre eles estão os alimentos que podem originar a crise de enxaqueca e podem ser evitados.

Evite os alimentos: Excesso de **alimentos gordurosos**: Queijo, chocolate, carnes gordas e frituras em geral. Alimentos que possuem **corante artificial e outros químicos** como: salsicha, presunto e salame. E ainda **bebidas alcoólicas e refrigerantes** em excesso.

Receitas caseiras para o tratamento:

1 – Suco de cebola: Faça um suco diluindo a cebola acompanhado de água e tome a solução por 3x ao dia, principalmente nos dias de crise. A cebola possui propriedades anti-inflamatórias que auxiliam no tratamento das dores de cabeça e também no combate a má digestão.

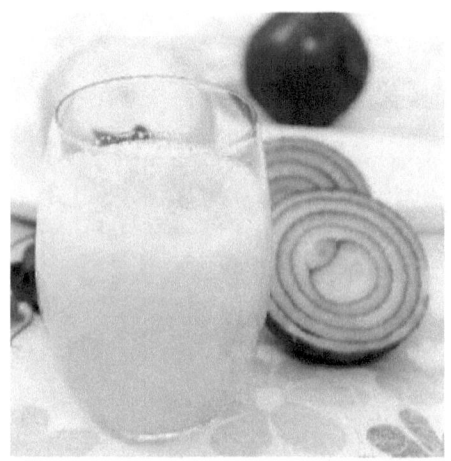

2 – chá de camomila ou água de gengibre: Ambos possuem propriedades que auxiliam no tratamento a dores de cabeça, o chá de camomila pode ser utilizado regularmente como calmante e a água de gengibre pode ser tomada nos dias de crise para aliviar as dores de cabeça agindo como um anti-inflamatório natural.

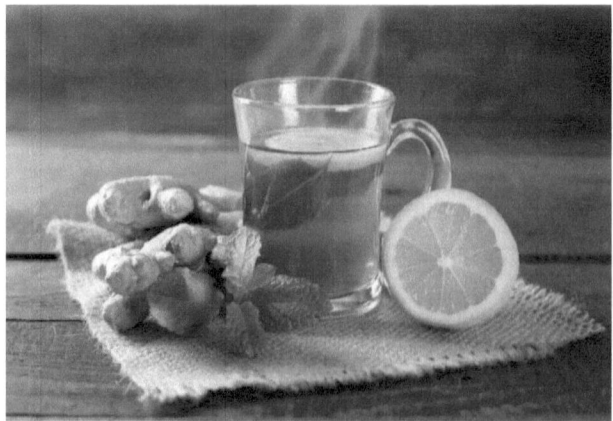

3 – Sucos de beterraba e cenoura: Os sucos feitos com ambos os ingredientes e tomados regularmente, podem fazer com que as dores de cabeça tornem-se mais escassas e aumentem os períodos de intervalo entre as crises de enxaqueca, melhorando suas dores a longo prazo.

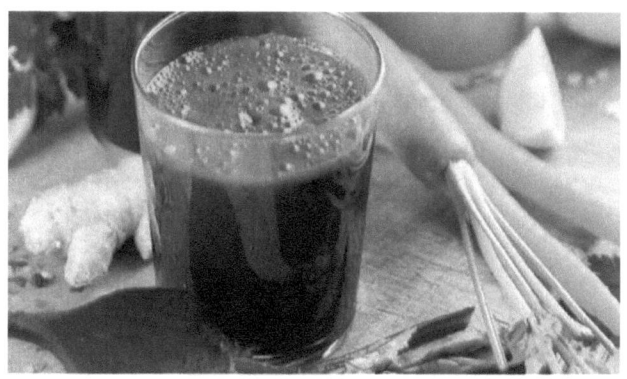

Combate aos efeitos da menopausa e TPM

Menopausa ocorre nas mulheres principalmente caracterizado pela diminuição do hormônio estrógeno e progesterona pelos ovários. Este período pode ocasionar diversos sintomas como: secura vaginal, ondas de calor, aumento de irritabilidade, variações de humor e dificuldade em adormecer dentro outros.
Já a TPM consiste nas alterações hormonais durante o ciclo menstrual comum da mulher.

Você deve incluir em sua alimentação: Peixes, para estimular o aumento da ingestão de **ômega-3**, Legumes frescos e **proteínas** de preferência de carne magra para aumentar a ingestão de vitamina D em seu corpo. Aqui vale ressaltar uma grande ajuda que pode ser a ingestão de soja. A **soja** contém exatamente uma propriedade chamada isoflavona, que age no corpo da mulher similar ao estrógeno, hormônio em decadência neste período, e ajuda a combater alguns dos sintomas trazidos pela menopausa.

Receitas caseiras para o tratamento: Antes de tudo, beba mais água, controle a ingestão de açúcar e procure fazer mais exercícios físicos, pois com a diminuição hormonal causada neste período a mulher tende a acumular mais gordura e diminuir o gasto de calorias facilitando o surgimento de outros efeitos negativos como aumento de peso e outros efeitos danosos a saúde em geral.

1 – Vitamina de Soja: Faça uma vitamina contendo uma laranja, uma maça, um pouco de água ou leite desnatado e adicione 150ml de extrato de soja e bata tudo no liquidificador.

A ingestão da vitamina, principalmente de soja em sua alimentação, proporcionará alívio progressivo nos sintomas da **menopausa**.

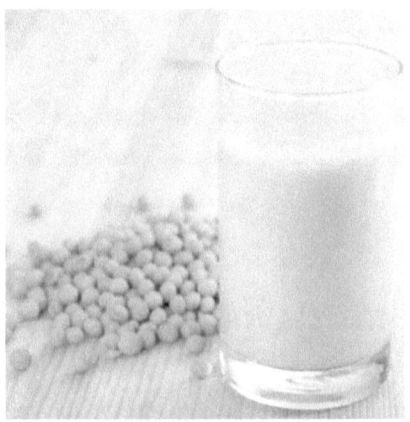

2 – Chá de erva-de-são-cristóvão e Hipericão: O chá feito com estas duas ervas pode inclusive ajudar a **aliviar as cólicas menstruais**. As propriedades medicinais da erva-de-são-cristóvão, são conhecidas inclusive por **regularizar o ciclo menstrual** e auxiliar nos sintomas da **TPM**.

Adicione uma colher de sopa de folhas secas de hipericão e a mesma medida para a erva-de-são-cristóvão em uma xícara de água fervente, e deixe em repouso por pelo menos 8 minutos antes de tomar. De preferência consuma diariamente para melhores resultados.

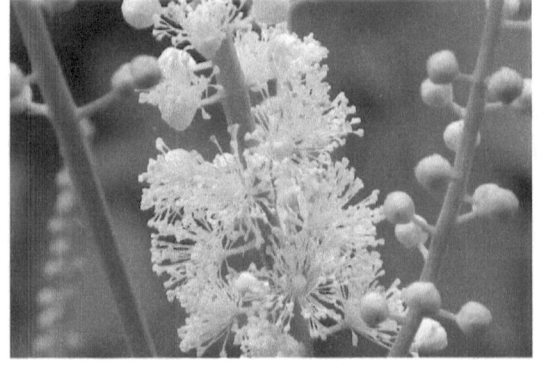

3 – Óleo de linhaça: Uma pequena substituição diária pelo óleo de linhaça em seu dia a dia pode fazer com que em ambos os casos (TPM ou Menopausa), os sintomas sejam atenuados.

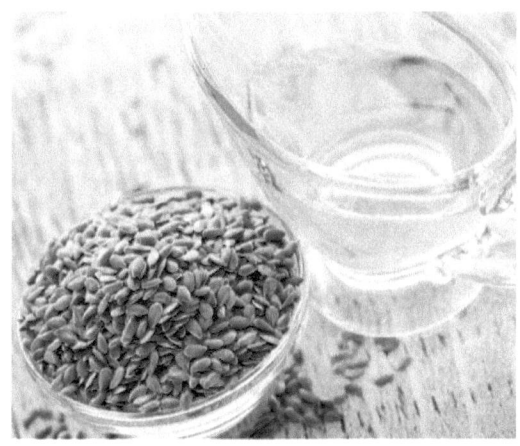

4 – Vitamina de banana com leite de soja: Como já ressaltada anteriormente, a soja possui propriedades extremamente benéficas a saúde da mulher, uma vitamina feita com uma banana madura, 1 colher de sopa de leite de soja e se possível acrescentar 1 copo (250 ml) de água de coco na vitamina, pode proporcionar efeitos benéficos a curto prazo para regularização dos efeitos hormonais negativos no corpo da mulher.

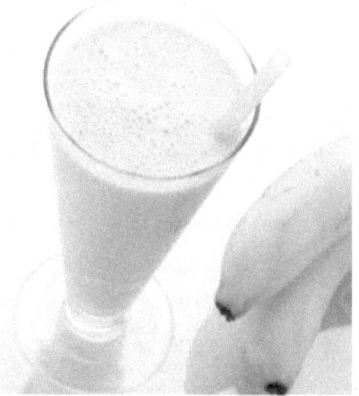

Combate ao excesso de colesterol

O colesterol alto, é basicamente causado pelo acúmulo de gordura ruim em nosso organismo. Em excesso pode leva inclusive ao entupimento de vasos sanguíneos causando sérios problemas em nossa saúde.

Você deve incluir em sua alimentação: Evite alimentos que possuem a "gordura ruim", e consuma alimentos que possuem gordura boa como castanhas, amêndoas e nozes. Aumente o consumo de peixes e farinhas integrais em sua dieta, bem como o consumo de frutas e leite de preferência desnatado.

Receitas caseiras para o tratamento: Existem ainda fatores genéticos que podem influenciar em seu aumento de colesterol, portanto, consulte sempre um médico especialista e mantenha a sua dieta com baixos teores de gordura.

1 – Suco de beterraba: Faça um suco de beterraba diluído em água com um pouco de limão, tome pelo menos um copo todos os dias pela manhã em jejum de preferência.

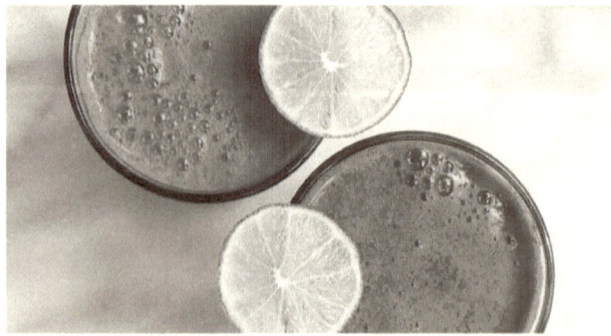

2 – Chá de erva-doce: O chá de folhas de erva-doce pode ser uma ótima opção para auxiliar no tratamento do colesterol alto. Você deve consumir pelo menos 3 xícaras diariamente para melhores resultados e se possível evite o uso de açúcar na preparação.

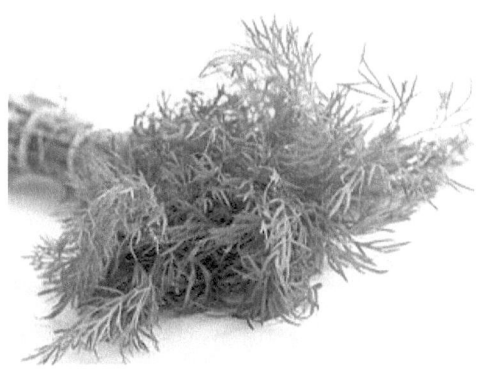

3 – Sementes de linhaça: Adicione uma colher de sopa de sementes de linhaça em sua dieta, podendo ser na salada, vitaminas ou sucos preparados, pois a sementes de linhaça auxiliam ao combate no colesterol ruim.

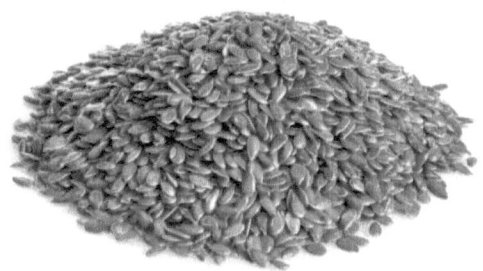

Combate a cólicas intestinais

As cólicas intestinais podem ser causadas por diversos fatores, dentre eles a má alimentação, infecção, doenças e o acúmulo de gases. No geral, causam muito desconforto intestinal e irritação.

Você deve incluir em sua alimentação: Aumente a ingestão de água em sua dieta, consuma banana e maça mais vezes na semana e grãos como arroz, por exemplo.

Receitas caseiras para o tratamento: As cólicas podem ser geradas inclusive por doenças e infecções, porém algumas receitas caseiras podem auxiliar no tratamento como:

1 – Suco de maçã: Faça um suco puro de maça e tome-o em jejum diariamente pela manhã em jejum. Se possível, beba o suco logo ao acordar, pelo menos 250ml, e aguarde alguns minutos antes do café da manhã.

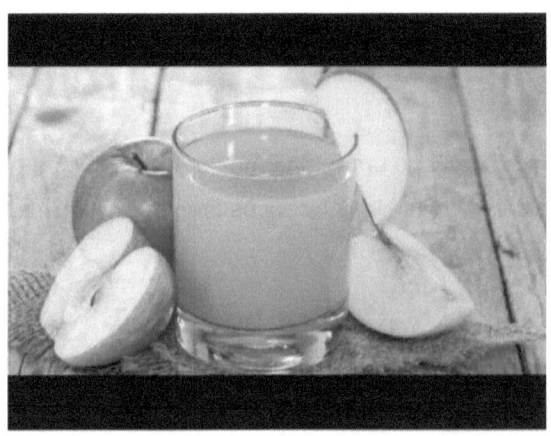

2 – Chá de erva-cidreira: Faça um chá com as folhas de erva-cidreira e beba se possível por duas vezes ao dia. Evite adicionar o açúcar no chá, pois o açúcar irá aumentar a chance da formação de gases no organismo.

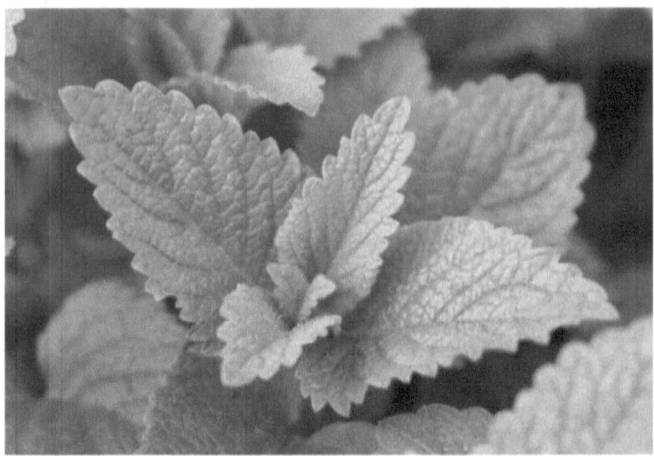

3 – Romã: O consumo da polpa de romã, por pelo menos 3x ao dia, pode ajudar a regular as cólicas intestinais.

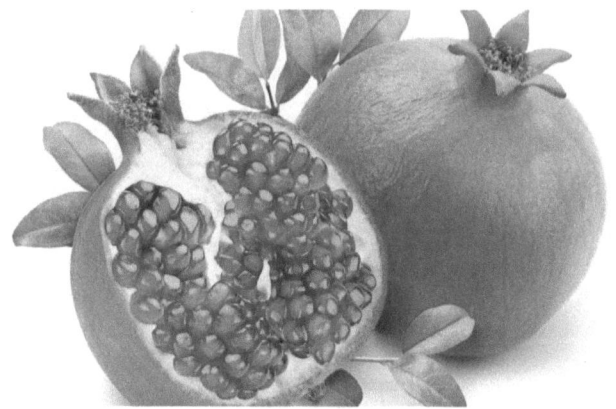

Cólicas Menstruais

1 – Chá de boldo: O chá das folhas-de-boldo pode aliviar as cólicas menstruais de maneira muto efetiva se consumido por pelo menos 4 xícaras ao dia. Faça na seguinte proporção: 10 gramas de folhas-de-boldo para 1 litro de água.

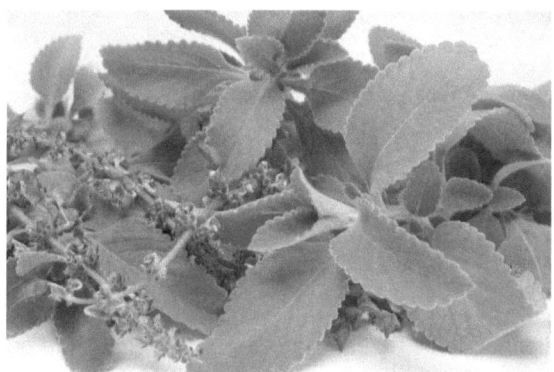

2 – Suco de cenoura/Tomate: O suco puro, feito com ambos, pode aliviar significativamente os sintomas das cólicas menstruais e uterinas. Consumir por pelo menos 2 a 3 vezes diariamente 250ml do suco puro de cenoura ou tomate.

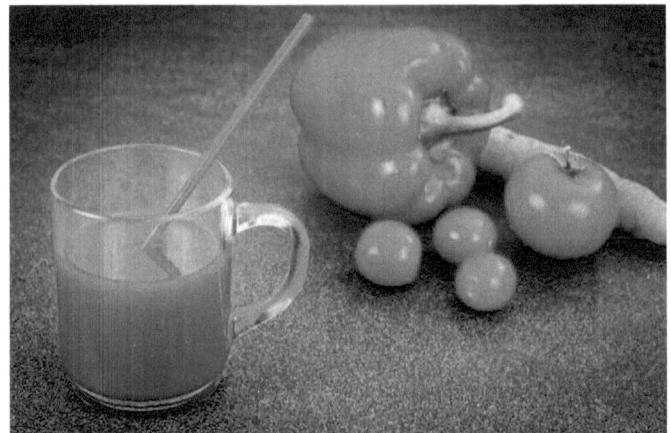

3 – Chá de alfavaca: O chá das folhas de alfavaca pode ser consumido por 3 a 4 vezes ao dia para melhores resultados. Adicione 20 gramas da folha de alfavaca para 1 litro de água.

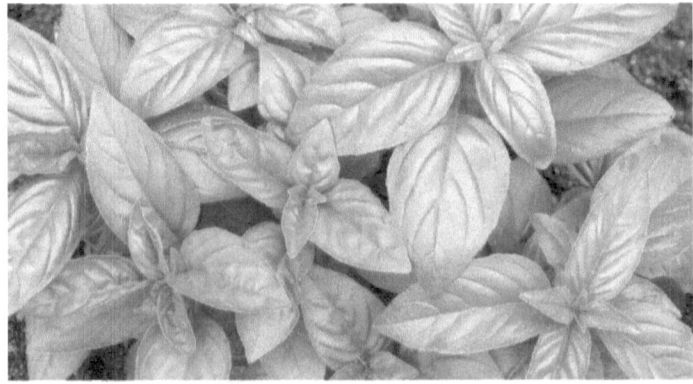

Combate a diarreia

Caracterizada pela eliminação de fezes líquidas, pode ser causada por diversos fatores.

Você deve incluir em sua alimentação: Frutas como banana e maça, comer mais batata, preferencialmente cozida ou em forma de purê e também é indicado o consumo de sopas para ajudar no processo de reposição da água perdida (hidratação).

Receitas caseiras para o tratamento: Primeiramente, aumente a ingestão de água para hidratação e procure consumir as frutas indicadas acima.

1 – chá de camomila: O chá das folhas de camomila na proporção de 20 gramas para 1 litro de água, deve ser feito e ingerido por pelo menos 3 vezes ao dia.

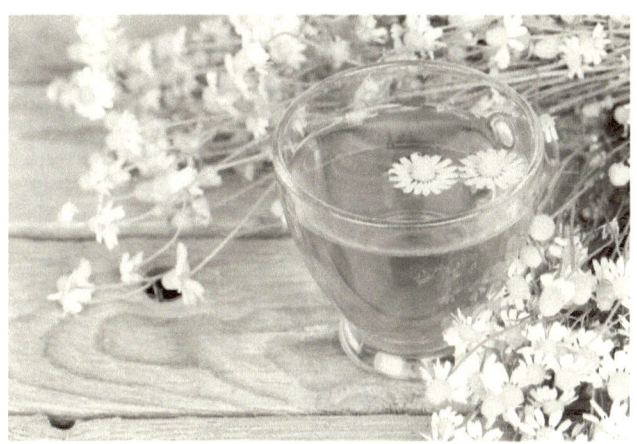

2 – Purê de batata: A batata contém propriedades como ferro e cálcio, além de outras que auxiliam no aumento da capacidade do sistema imunológico. Faça um purê de batatas temperado preferencialmente com azeite de oliva extravirgem e pouco sal.

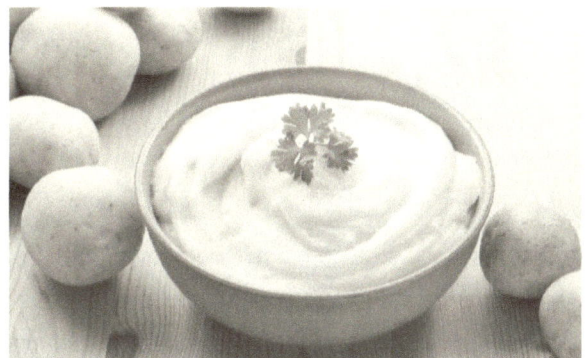

3 – Chá das folhas da pitangueira: O chá das folhas da pitangueira, também pode auxiliar no tratamento da diarréia, feito na seguinte proporção: 50 gramas de folhas para1 litro de água, e tomar por pelo menos 3 vezes ao dia.

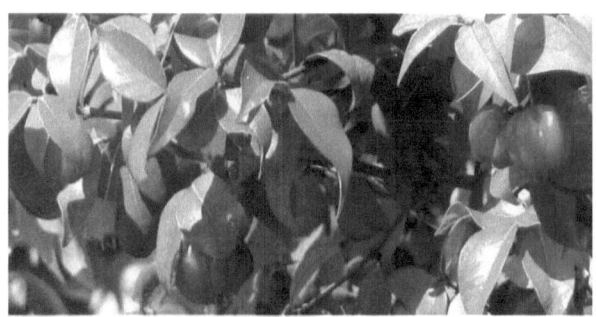

Combate a bronquite e tosse

Inflamação dos brônquios, os tubos que levam o oxigênio aos pulmões, podendo estar presentes em forma crônica ou aguda.

Evite alimentos: Que possuem muita gordura e frituras no geral. Derivados do cacau e laticínios também não são indicados nestes casos.

Receitas caseiras para o tratamento: Primeiramente, aumente a ingestão de água e faça mais exercícios físicos moderados, como caminhadas, para aumentar a capacidade respiratória. Algum tempo em uma sauna também pode trazer efeitos positivos a sua saúde.

1 – Chá de raiz de gengibre: O chá feito com a raiz do gengibre na proporção de 20 gramas para 1 litro de água, deve ser tomado por pelo menos 3 vezes ao dia. O consumo de 3 xícaras ao dia já é suficiente para aumentar a capacidade anti-inflamatória do organismo e melhorar a eliminação das secreções.

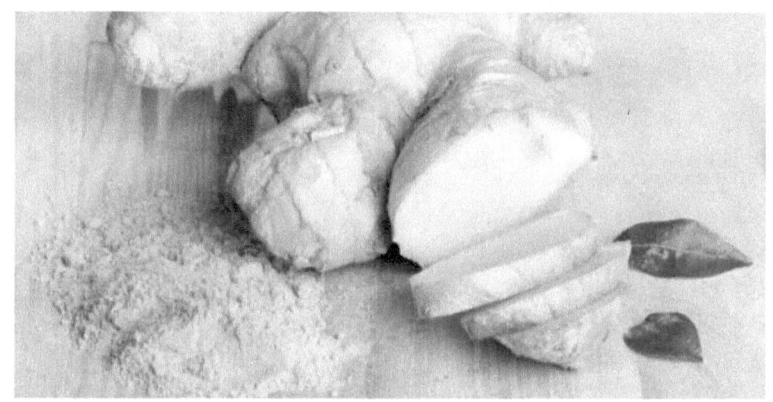

2 – Xarope de beterraba: Corte beterrabas em rodelas finas, adicione em um recipiente e cubra-as com açúcar mascavo, deixando em repouso durante 10 horas a temperatura ambiente. Tome pelo menos 3 colheres de sopa 3 vezes ao dia. **(Muito eficaz para tosse seca também).**

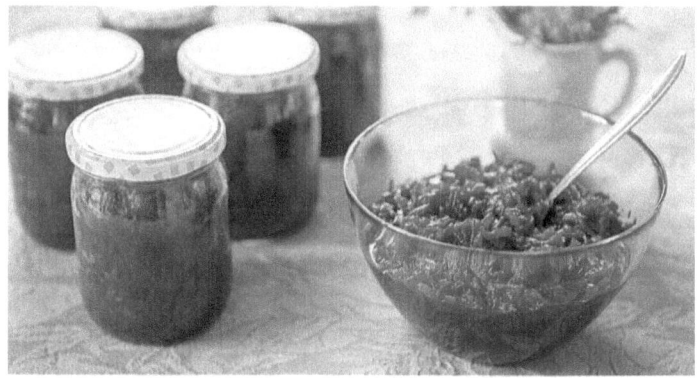

3 – Chá de folhas de eucalipto: O chá feito com as folhas de eucalipto, na proporção de 20 gramas para1 litro de água. Devem ser consumidos pelo menos 4 xícaras ao dia.

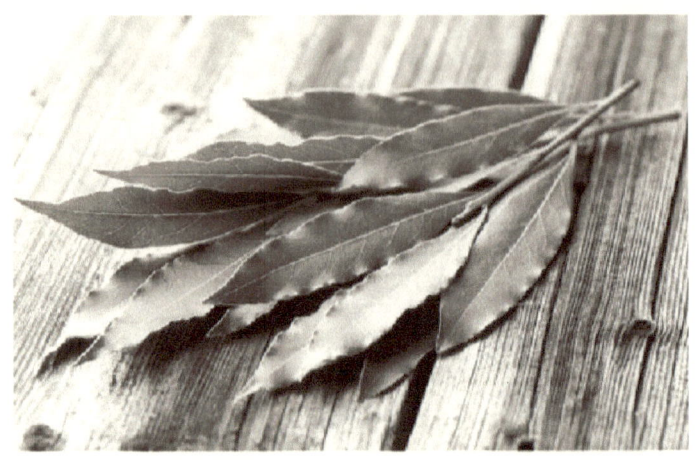

Combate a corrimentos vaginais

Pode ser caracterizado como secreções de fluidos pela vagina, podem ser causados por diversos fatores a depender do tipo de corrimento visto.

Você deve incluir em sua alimentação: Abuse de alimentação de legumes frescos e crus, aumente a ingestão de água e sucos naturais e evite principalmente a ingestão de **laticínios e alimentos gordurosos**.

Receitas caseiras para o tratamento:

1 – Suco de limão: Faça suco natural de limão e tome por pelo menos 3 vezes ao dia, em todas as suas refeições de preferência.

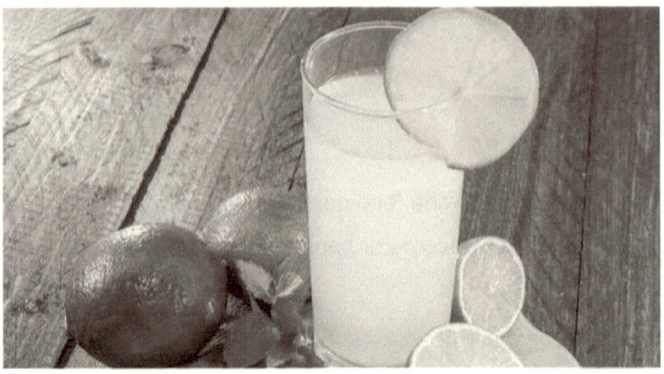

2 – Chá das folhas de losna: Faça um chá com as folhas de losna na proporção de 10 gramas para 1 litro de água e tome pelo menos 4 xícaras ao dia.

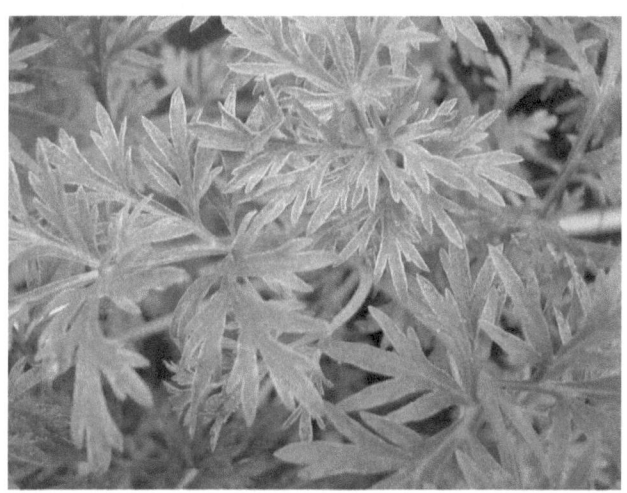

3 – Chá das folhas de goiabeira: Faça um chá na proporção de 30 gramas de folha de goiabeira para 1 litro de água. Logo após, realize um banho de assento por pelo menos 3 vezes ao dia, lavando a região íntima.

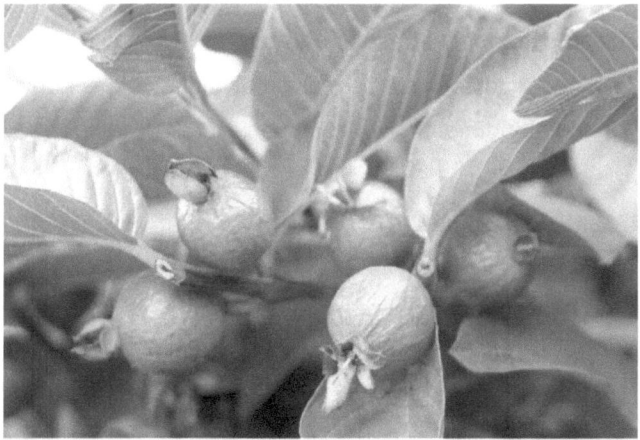

Dica Bônus: O consumo de lactobacilos vivos, contidos em iogurtes naturais, por exemplo, também pode ser muito eficaz no tratamento de infecções urinárias e corrimentos vaginais.

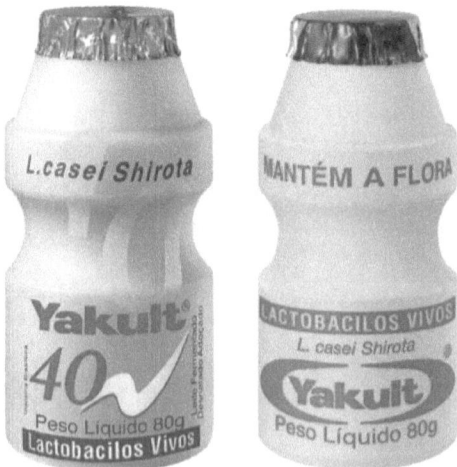

Combate a convulsão

Caracterizado basicamente por contrações musculares em todo o corpo. Ocorrendo de maneira involuntária podendo ser vistas em diversas situações, sendo necessário em algumas delas o rápido atendimento médico especializado.

Receitas caseiras para o tratamento:

1 – Chá dos talos de alface: O chá deve ser feito com os talos de alface na proporção de 100 gramas para 1 litro de água, devem ser tomados pelo menos 4 xícaras diariamente.

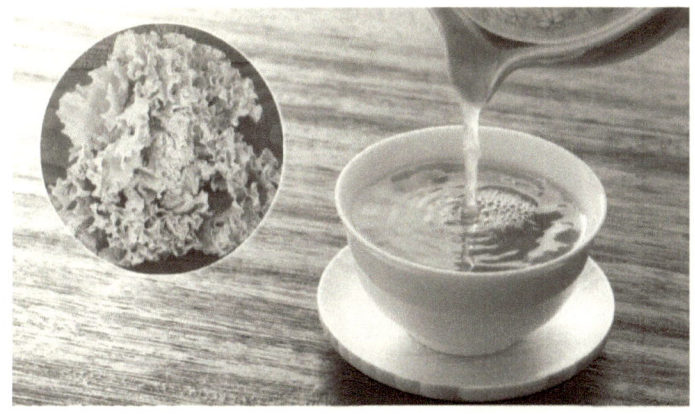

2 – Água de coco: O consumo de água de coco por pelo menos 3 vezes ao dia, pode ajudar na regularização da saúde dos neurônios e aumento da eficiência do sistema imunológico.

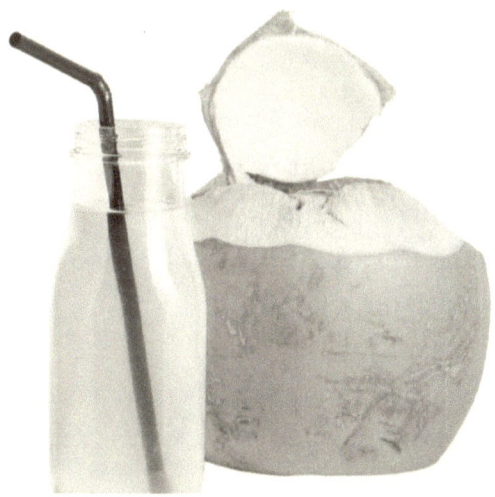

3 – Chá de camomila: O chá de camomila deve ser feito na proporção de 20 gramas para 1 litro de água e tomado pelo menos 4 xícaras diariamente.

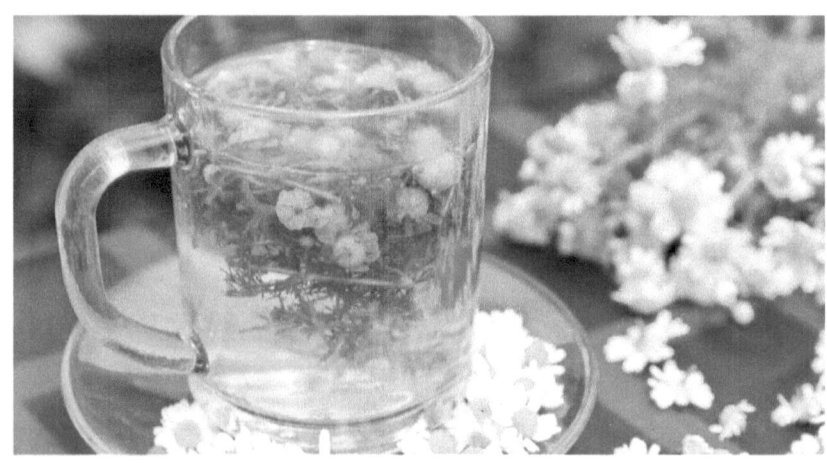

Combate a conjuntivite

Inflamação da conjuntiva, é a membrana que reveste a parte anterior do globo ocular. Pode causar vermelhidão e coceira extrema nos olhos além de forte irritação.

Você deve incluir em sua alimentação: Abuse de alimentos que contém a vitamina A, como: **cenoura, manga, tomate e o leite.**

Receitas caseiras para o tratamento: Inicialmente, lavar bem os olhos com água morna boricada, pode trazer grande alívio aos sintomas. Aumente ainda a ingestão de água.

1 – Suco puro de cenoura: O suco de cenoura puro, pode ser tomado por pelo menos 3 vezes ao dia, sendo uma delas preferencialmente em jejum pela manhã.

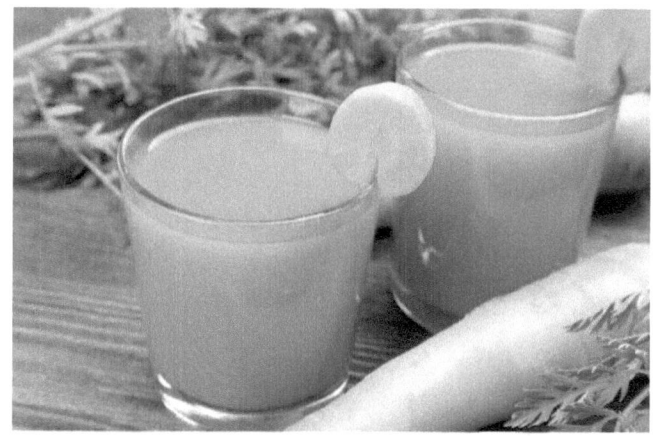

2 – Chá das folhas de camomila: o chá das folhas de camomila deve ser feito na proporção de 60 gramas para 1 litro de água, em seguida deve-se lavar os olhos com o chá ainda morno. Repita o processo diariamente.

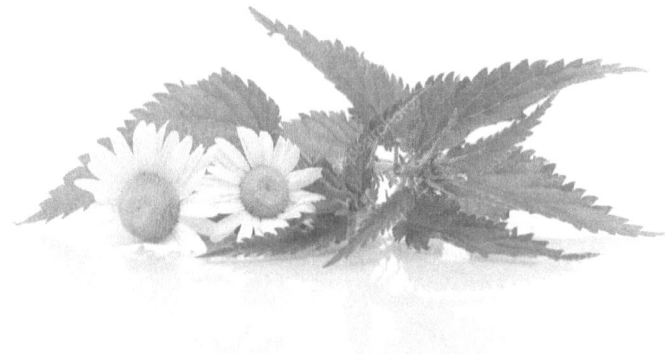

3 – Compressa com cenoura: A realização de compressa feita com rodelas de cenoura nos olhos por 10 a 15 minutos diariamente, também pode ajudar no tratamento da conjuntivite de maneira eficiente.

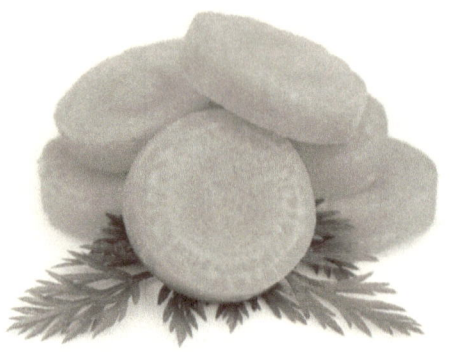

Combate a má digestão

Pode ser causado por diversos fatores, afetando a ingestão dos alimentos. Geralmente a correção na alimentação já auxilia no tratamento as dores no estômago e cólicas intestinais.

Você deve incluir em sua alimentação: Aumente o consumo de alimentos naturais e frutas, como: maça, banana, peixes e fibras no geral. O consumo de iogurtes com lactobacilos vivos também pode ajudar neste problema.

Receitas caseiras para o tratamento:

1 – Chá com as raízes de gengibre: O chá deve ser feito na proporção de 30 gramas de raízes de gengibre para 1 litro de água, consumido ao menos 4 xícaras diariamente.

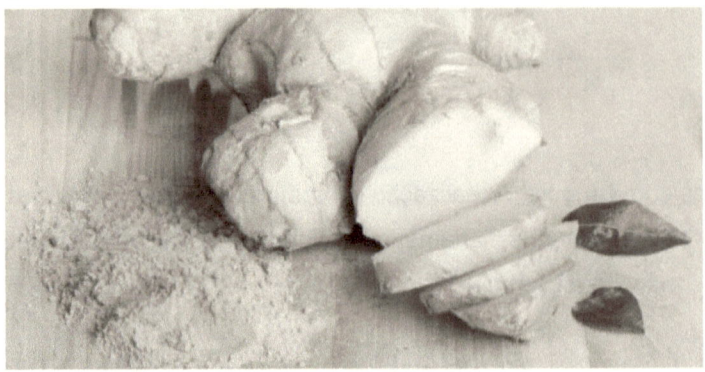

2 – Chá das folhas da goiabeira: Proporção de 20 gramas para 1 litro de água, devendo ser tomado ao menos 4 xícaras ao dia.

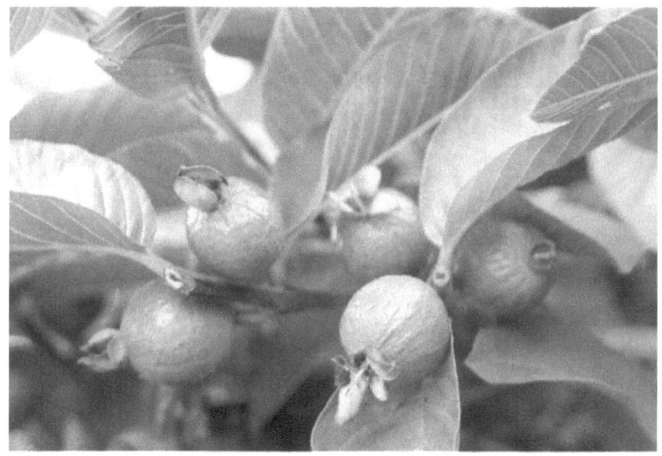

3 – Suco natural de maçã: Faça um suco natural contendo duas maçãs maduras e 60 ml de água. Consuma preferencialmente ao acordar pela manhã.

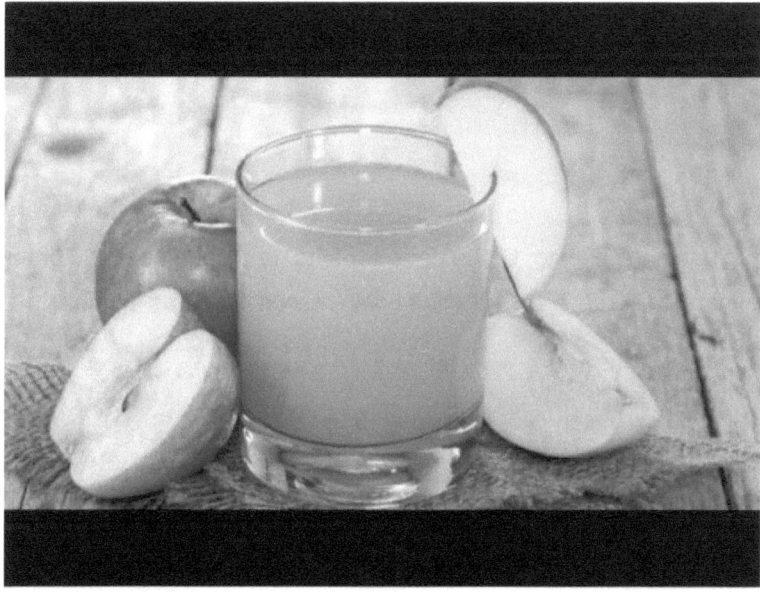

Combate a disenteria

Pode ser causada por infecções intestinais e parasitas, causando diversos problemas intestinais.

Você deve incluir em sua alimentação: Aumente a ingestão de água e de sucos naturais como o de maça e goiaba.

Receitas caseiras para o tratamento:

1 – Suco natural de maçã: Faça um suco natural contendo duas maçãs maduras e 60 ml de água. Consuma preferencialmente ao acordar, em jejum pela manhã.

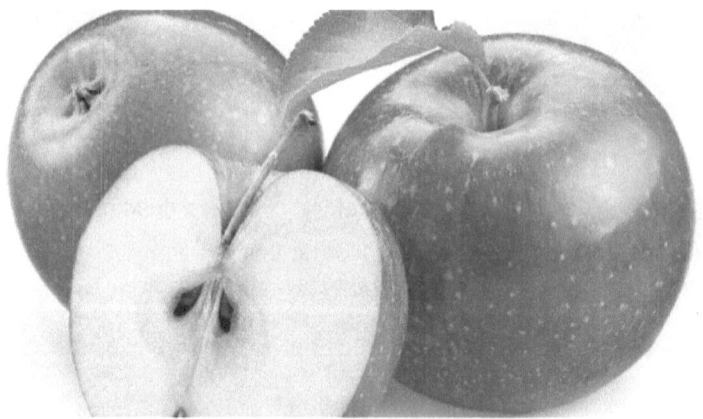

2 – Chá de folhas de eucalipto: O chá deve ser feito na proporção de 20 gramas da folha de eucalipto para 1 litro de água, e tomado pelo menos 4 xícaras ao dia.

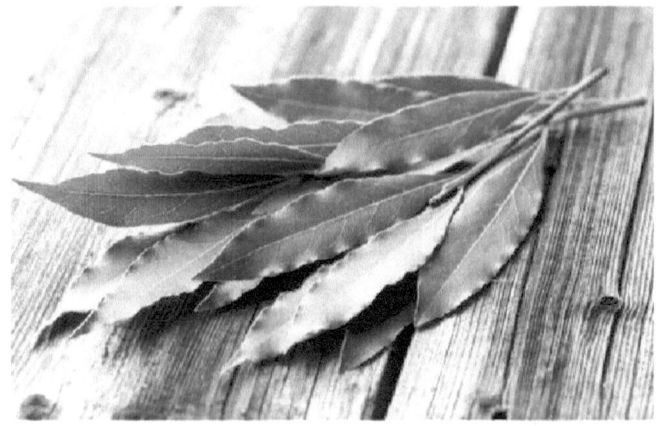

3 – Chá de folhas da goiabeira: O chá deve ser feito na proporção de 20 gramas para 1 litro de água, e tomado pelo menos 4 xícaras diariamente.

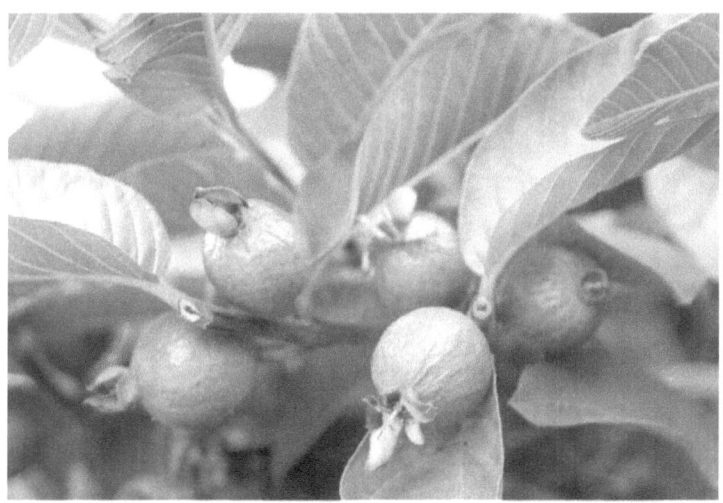

Combate a dores nas articulações (Artrite)

Diversos motivos são causadores de dores nas articulações, dentre elas estão as inflamações, doenças e até mesmo o estresse e o alcoolismo.

Receitas caseiras para o tratamento: Primeiramente, deve-se aumentar a frequência de atividades físicas para fortalecimento das articulações e evitar o consumo excessivo de bebida alcoólicas.

1 – Suco de berinjela e limão: O suco deve ser feito na proporção de 1 berinjela e 1 limão para 500 ml de água e tomado pela manhã em jejum diariamente.

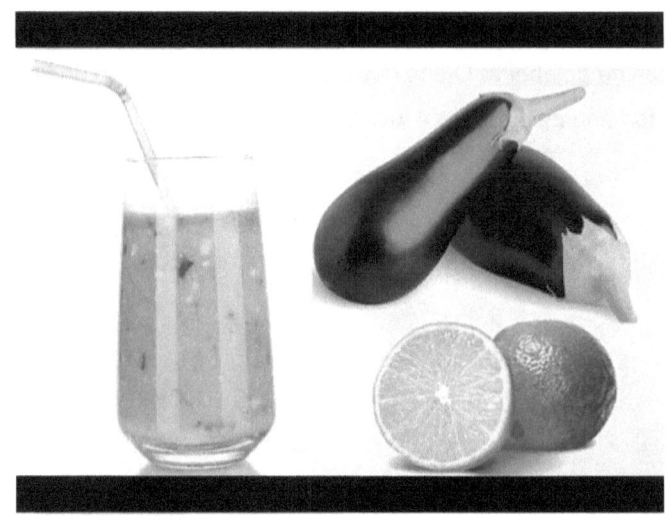

2 – chá de sálvia e alecrim: O chá deve ser feito na proporção de 20 gramas de sálvia e 20 gramas de alecrim para 1 litro de água e tomado pelo menos 3 xícaras ao dia.

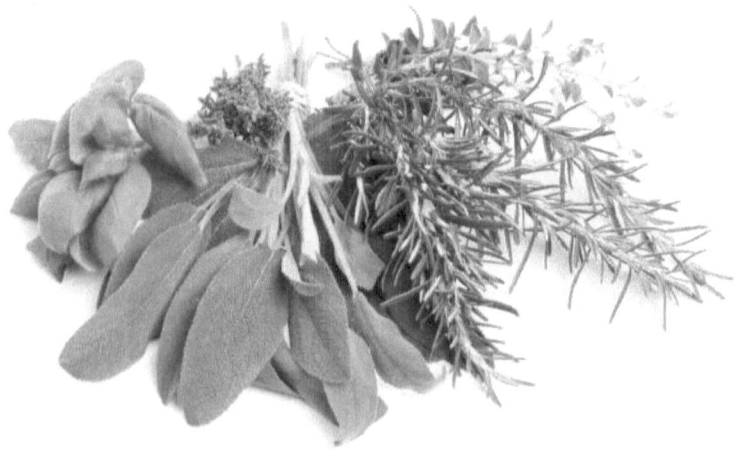

3 – Suco de cebola: Massagear as áreas afetadas com o suco de cebola morno, pode trazer alívio as dores causadas.

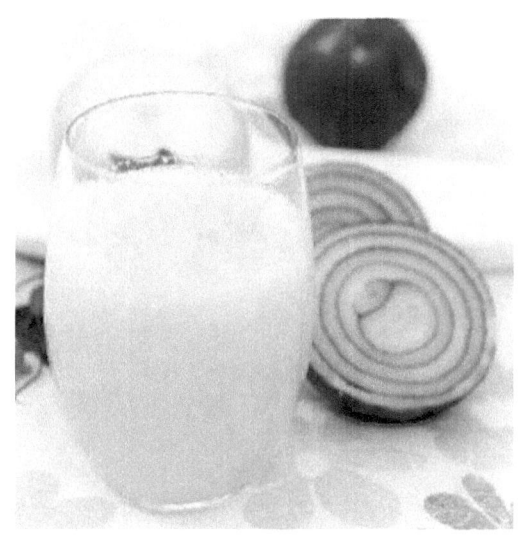

Combate a dores de garganta (Amigdalite)

As dores de garganta também podem apresentar-se através de infecção viral ou mesmo bactérias. Apresentam diversos sintomas entre eles: dificuldade de alimentar-se por dores na garganta e rouquidão.

Receitas caseiras para o tratamento:

1 – Gargarejo com água morna e sal: Adicione 2 colheres de sopa de sal em 250 ml de água morna, misture bem e faça gargarejos por pelo menos 3 vezes ao dia.

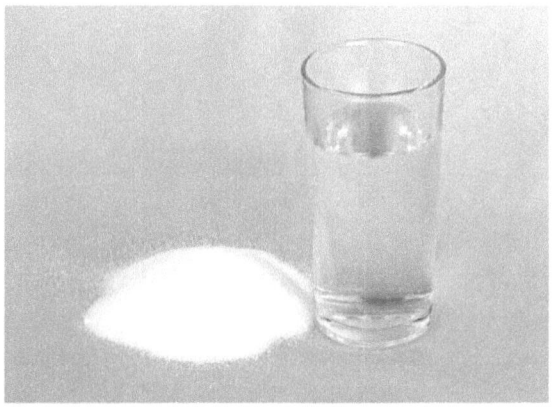

2 – Suco de tomate verde: Deve ser feito um suco com um tomate verde, e realizado o gargarejo por 3 vezes ao dia.

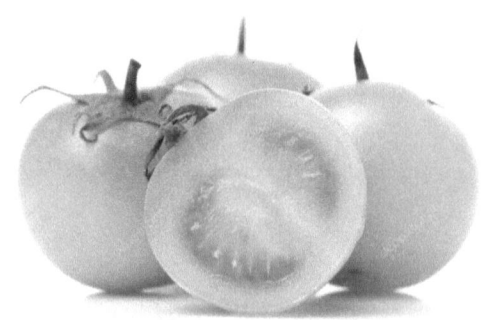

3 – Chá de manjericão: O chá de folhas de manjericão deve ser feito na proporção de 2 colheres de sopa de manjericão, para uma xícara de água fervente. Em seguida tomado morno por 2 vezes ao dia, e também pode ser feito gargarejo com o mesmo chá morno.

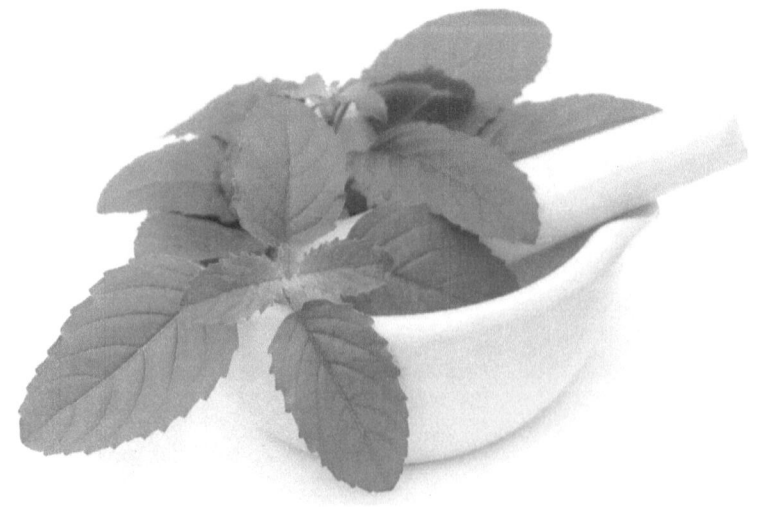

Combate ao enjoo

Muito frequente na gravidez e quando e detectado algum tipo de infecção. Mas pode também ser provocado por situações cotidianas como viagens, por exemplo.

Você deve incluir em sua alimentação: Frutas como banana, caqui e abacaxi e alimentos mais secos como torradas integrais e biscoito de água e sal.

Receitas caseiras para o tratamento:

1 – Suco de limão: Faça um suco natural de limão diluído em água e tome pelo menos 250 ml ao dia para prevenir ou ao menos 2 copos nos dias de crise.

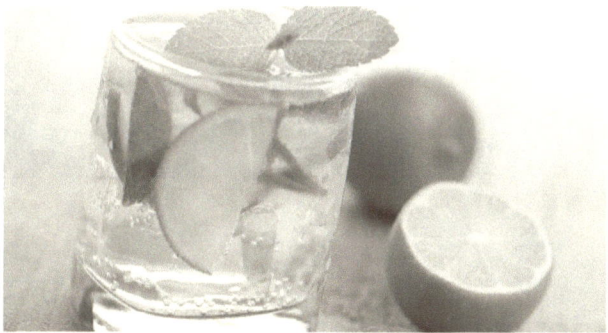

2 – Chá de boldo: O chá deve ser feito na proporção de 20 gramas de boldo para 1 litro de água e tomado por 2 vezes ao dia.

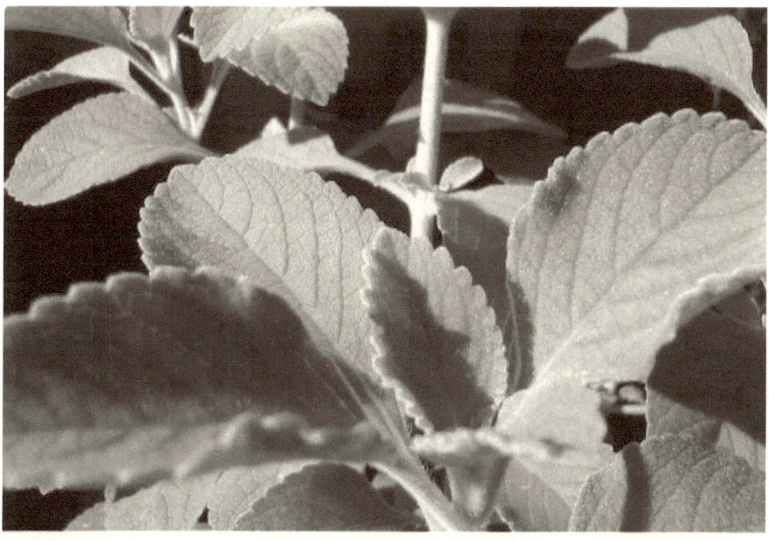

3 – Chá de gengibre: O chá feito com gengibre pode ser consumido morno ou frio. 2 a 3 centímetros de gengibre macerado em 1 litro de água morna e deixe-o descansar por 15 minutos esfriando para coar e tomar em seguida.

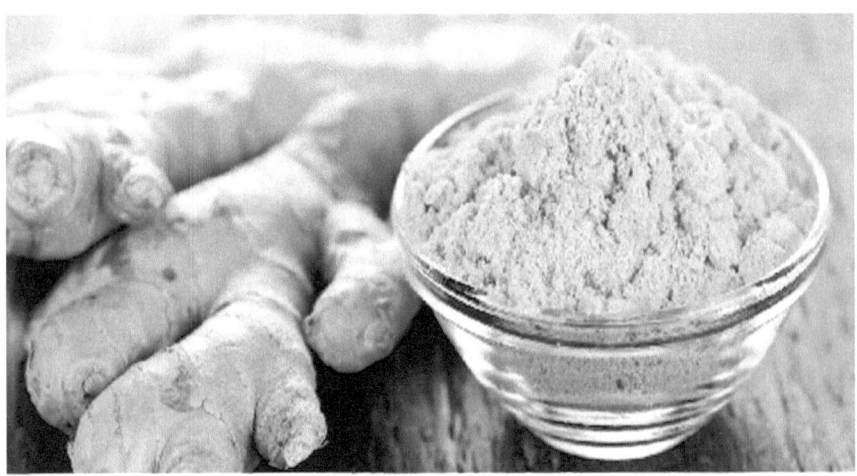

Combate a dores musculares

Pode ser causadas por tensões musculares ou movimentos repetitivos desgastantes. Mas também pode ser um sintoma de alguma infecção adquirida.

Você deve incluir em sua alimentação: **Alimentos anti-inflamatórios** como: Peixes, abacate, gengibre e cúrcuma. Abuse da ingestão de água e da **vitamina C** dos alimentos como: laranja e limão.

Receitas caseiras para o tratamento:

1 – Chá de gengibre ou raiz de cúrcuma: Ambos estão entre os mais eficientes para o tratamento, por suas propriedades naturais anti-inflamatórias. O chá deve ser feito na proporção de 5 gramas de cúrcuma para 1 litro de água ou 1 colher de chá de gengibre para 150 ml de água. Ambos podendo ser consumidos por pelo menos 2 vezes ao dia.

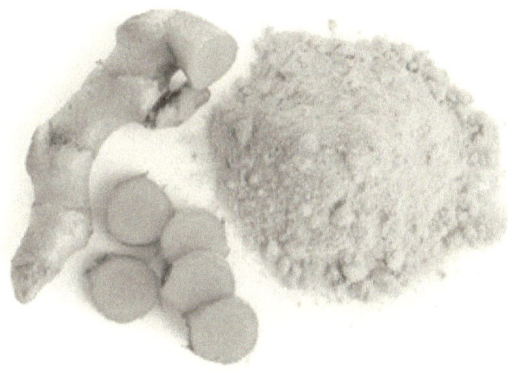

2 – <u>Chá de erva-doce e canela:</u> O chá deve ser feito na proporção de 5 gramas de erva-doce e 5 gramas de canela em pau para um litro de água. O consumo ideal e de ao menos 2 xícaras ao dia.

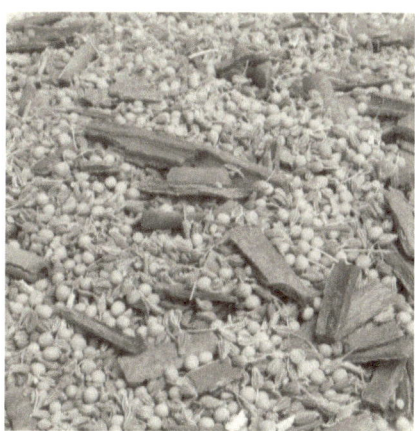

Combate a dores nos ouvidos

Basicamente e caracterizado pela infecção do canal auditivo. Pode advir de inflamações nas vias respiratórias e causar até mesmo febre em alguns casos.

<u>Receitas caseiras para o tratamento:</u> Antes uma dica: procure ingerir mais alimentos como banana, abóbora e alho.

1 – Alho: Frite dois dentes de alho em 3 colheres de sopa de azeite de oliva, em seguida utilize um algodão molhando na solução morna e tape os ouvidos deixando-o por, pelo menos, de 30 minutos a 1 hora desta forma.

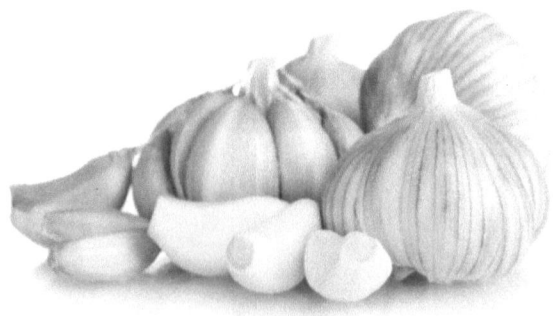

2 – Gengibre: Corte um pequeno pedaço de palito de gengibre e insira-o em seu ouvido cuidadosamente, deixando-o agir por pelo menos 10 minutos.

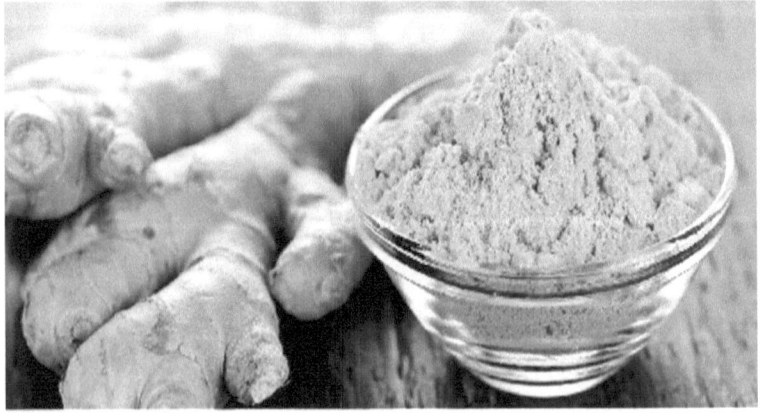

Combate a má circulação do sangue

A má circulação do sangue afeta praticamente todo nosso organismo, pois deixa de levar sais minerais e oxigênio a diversos órgãos do nosso corpo. Milhares de fatores podem levar a este episódio, dentre elas estão o sedentarismo, estresse e outras efemeridades.

Você deve incluir em sua alimentação: Alimentos naturais como: laranja, uva, peixes, acerola e abacaxi, e principalmente **realizar exercícios físicos regularmente**.

Receitas caseiras para o tratamento:

1 – Chá de erva-doce: Feito na proporção de 20 gramas de folha de erva-doce para 1 litro de água, e deve ser consumido pelo menos 4 xícaras ao dia.

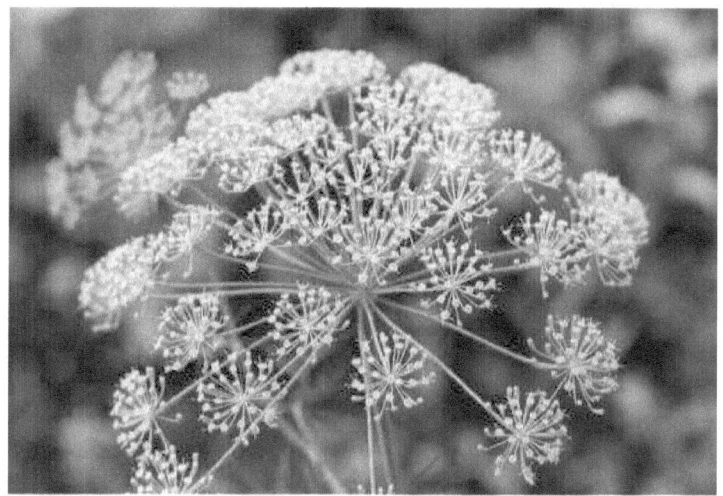

2 – Chá de carqueja: Feito na proporção de 20 gramas de folhas de carqueja para 1 litro de água, e deve ser consumido pelo menos 4 xícaras ao dia.

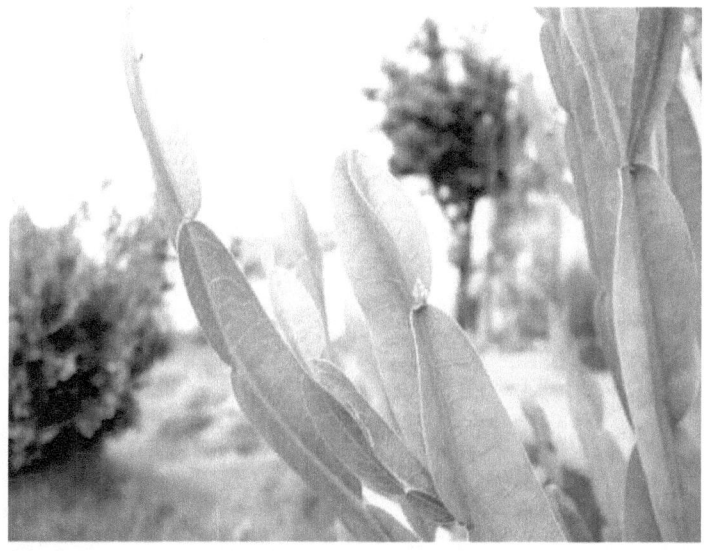

3 – Suco de melancia com limão: O suco deve ser feito com 1 melancia e 1 limão. De preferência tomado por 3 vezes ao dia.

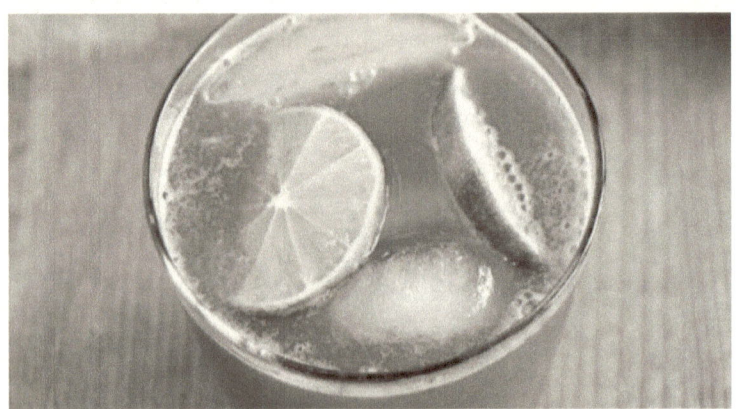

Combate a diabetes

Basicamente e caracterizada pela elevação de glicose no sangue do indivíduo. Por ser uma doença que necessita de acompanhamento médico, e indicado sempre estar em dia com tal fator e procurar uma alimentação balanceada para auxiliar no controle da doença.

Você deve incluir em sua alimentação: Abuse do consumo de água fresca e suspenda o quanto for possível condimentos e alimentos a base de massas e doces no geral. Consuma muitos legumes frescos e crus, além de alimentos integrais.

Receitas caseiras para o tratamento:

1 – Suco de berinjela e limão: Tome o suco de berinjela e limão 3 vezes ao dia, com pelo menos 250 ml por dose diariamente.

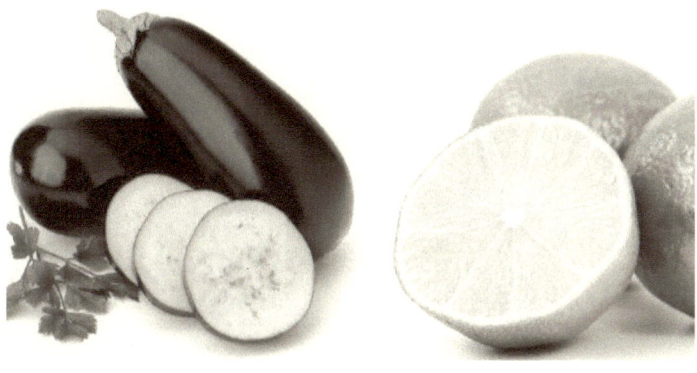

2 – Chá de carqueja: O chá deve ser feito na proporção de 10 gramas para 1 litro de água e consumido ao menos 4 vezes ao dia.

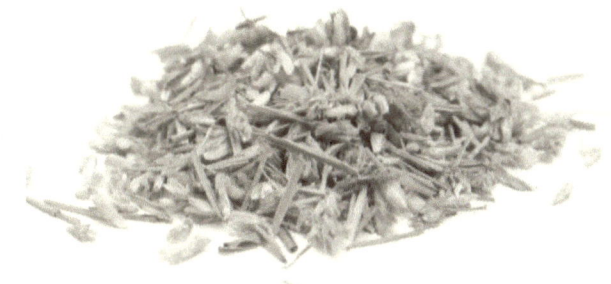

Combate a pressão alta (Hipertensão arterial)

A pressão sanguínea nas arteriais ultrapassa as medidas consideradas normais para o indivíduo. Podem causar dores de cabeça, insônia e vertigens dentre outros sintomas mais graves em casos extremos.

Você deve incluir em sua alimentação: Abuse de uma alimentação natural, contendo: frutas frescas e legumes, evite o consumo excessivo de sal e alimentos com alto teor de gordura ruim como frituras, por exemplo.

Receitas caseiras para o tratamento:

1 – Suco de cebola: Faça um suco de cebola diluído em água e tome pelo menos 3 xícaras ao dia.

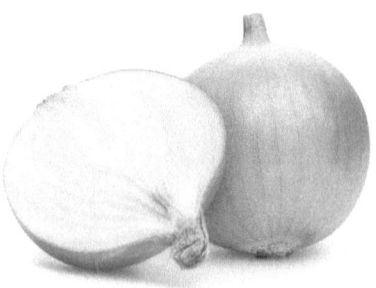

2 – Suco de limão: Faça o suco de limão na proporção de 1 limão para 200 ml de água e tome durante o dia em suas refeições. Evite utilizar açúcar para melhores resultados e procure consumir pelo menos 3 vezes ao dia.

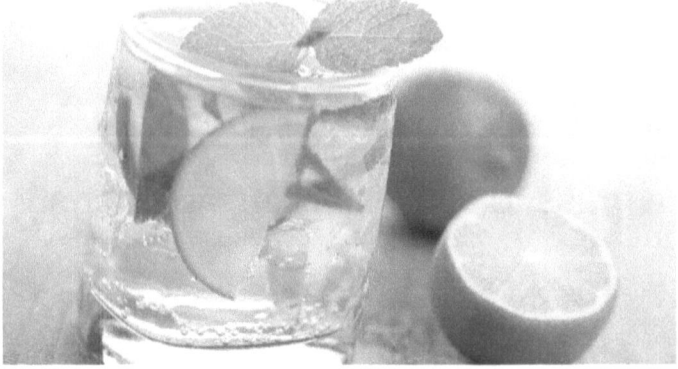

3 – Chá de sete-sangrias: Faça o chá na proporção de 30 gramas da planta para 1 litro de água e consuma pelo menos 4 xícaras ao dia.

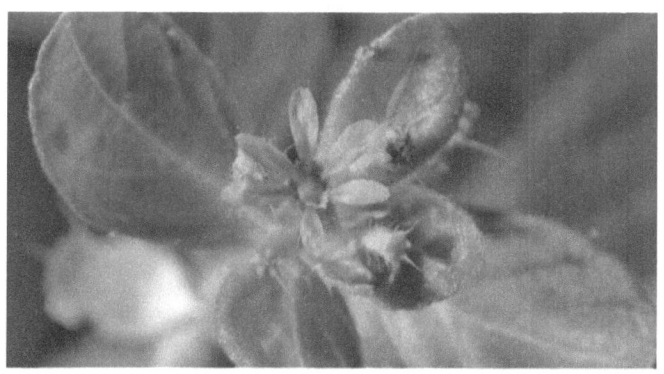

Combate a pressão baixa (Hipotensão arterial)

Oposto a anterior, e causada pela pressão abaixo dos padrões ideais em uma pessoa saudável. Pode causar tontura, debilidade e enjôo no indivíduo.

Você deve incluir em sua alimentação: Alimentos ricos em potássio como: banana, batata-doce, beterraba, aveia e amêndoa.

Receitas caseiras para o tratamento:

1 – Chá da casca de canela: O chá deve ser feito na proporção de 20 gramas para 1 litro de água e consumido ao menos 4 xícaras ao dia.

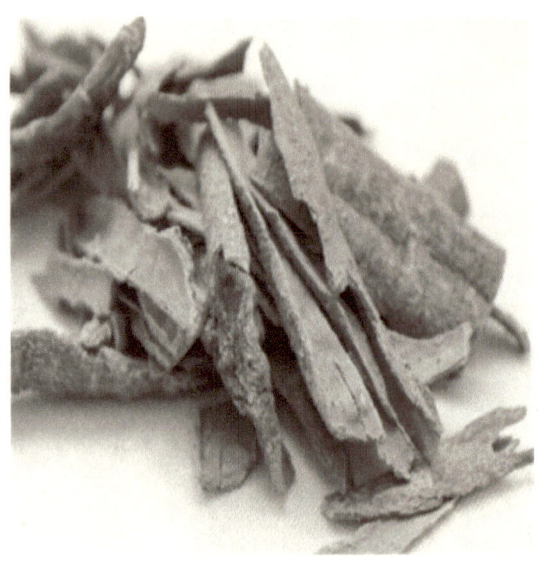

2 – Suco de tomate com laranja: O suco deve ser feito com 2 laranjas e 1 tomate maduro, consumido 2 vezes ao dia para melhores resultados em doses de pelo menos 250 ml cada.

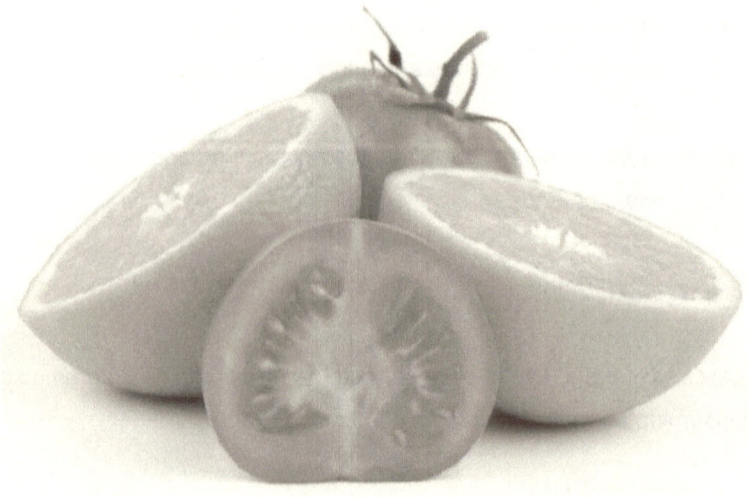

3 – Mel/Geléia real: O consumo de 4 colheres de mel ao dia ou 3 colheres de geléia real após as refeições também pode ser utilizado como forma de tratamento.

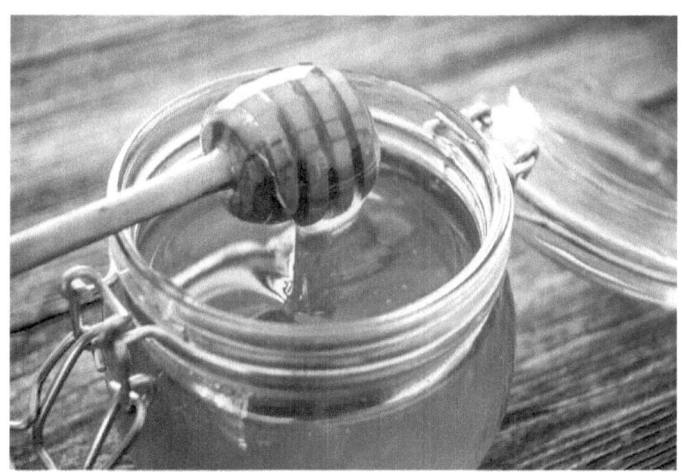

Combate a baixa produção de hormônios

Os hormônios são responsáveis por diversas funções em nosso corpo, dentre elas estão as funções reprodutivas, comportamentais e ligadas a nosso metabolismo. Ou seja, sua deficiência pode afetar todas as áreas citadas e causar efeitos como desânimo, queda de libido e perda de massa muscular. Com a idade a queda de hormônios tende a ir reduzindo, sendo necessário um melhor acompanhamento e alimentação, além de práticas saudáveis de vida para auxiliar na manutenção dos hormônios em nosso corpo.

<u>Você deve incluir em sua alimentação:</u> Carnes magras e saudáveis como: peixes, frango, alcatra, filé mignon, maminha e fraldinha. Gorduras saudáveis como: nozes, azeite de oliva, abacate, soja, semente de girassol, linhaça e castanhas. E outros alimentos como frutas e legumes frescos e ovos.

<u>Receitas caseiras para o tratamento:</u>

<u>1 – Chá de Tribulus terrestris:</u> O chá deve ser feito na proporção de 1 colher de chá de tribulus terrestris ou (10 gramas) em 1 xícara e consumido diariamente 2 vezes ao dia.

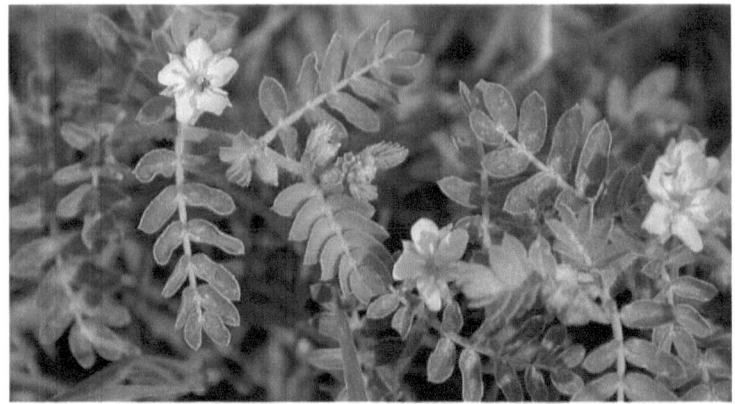

2 – Chá de maca peruana: O chá deve ser feito na proporção de 1 colher de chá de maca peruana ou (10 gramas) em 1 xícara e consumido diariamente 2 vezes ao dia.

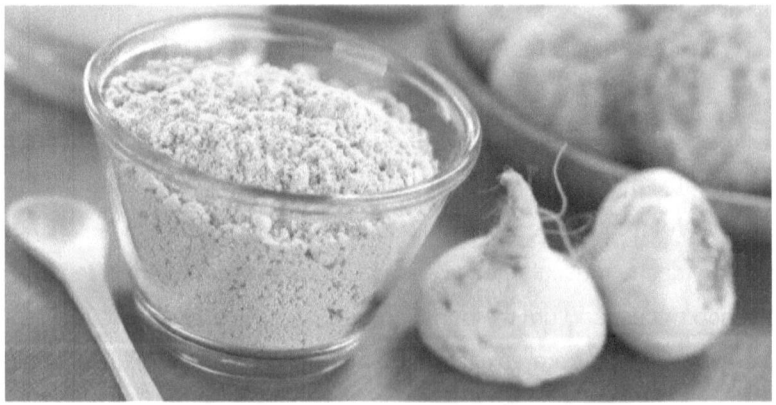

Dica extra: **Ambos citados acima, ainda podem auxiliar no aumento do libido e do emagrecimento, aumentando o metabolismo assim como o chá-verde.**

Combate a problemas da próstata

Uma glândula masculina localizada no aparelho genital urinário, responsável por permitir a saída do sêmen durante a relação sexual.

Você deve incluir em sua alimentação: Abuse do consumo de água durante o dia e de uma alimentação natural, composta de legumes e frutas frescas. Evite gorduras em excesso.

Receitas caseiras para o tratamento:

1 – Chá de hortelã: Na proporção de 20 gramas de folhas de hortelã para 1 litro de água, devendo ser tomados ao menos 4 xícaras ao dia.

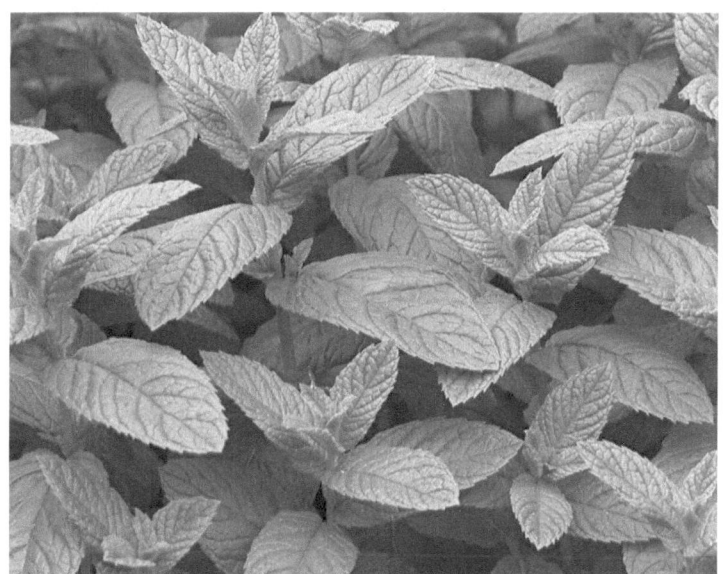

2 – Suco de tomate: Faça um suco de tomate contendo um tomate fresco e água, consuma pelo menos 2 vezes ao dia 250 ml do suco.

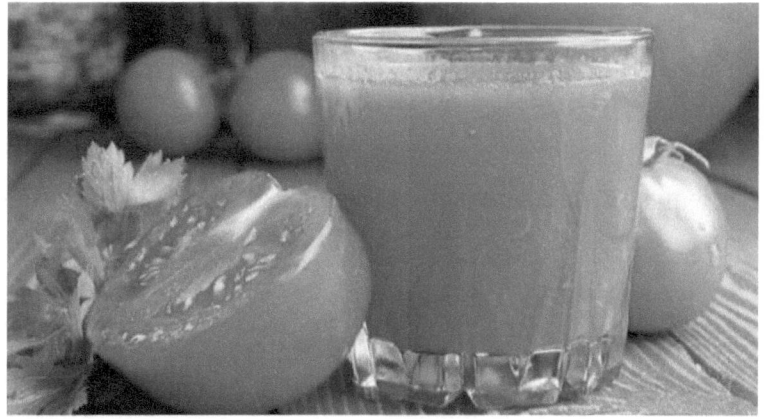

3 – Suco de cenoura: Faça um suco contendo uma cenoura e água, consuma pelo menos 2 vezes ao dia 250 ml do suco.

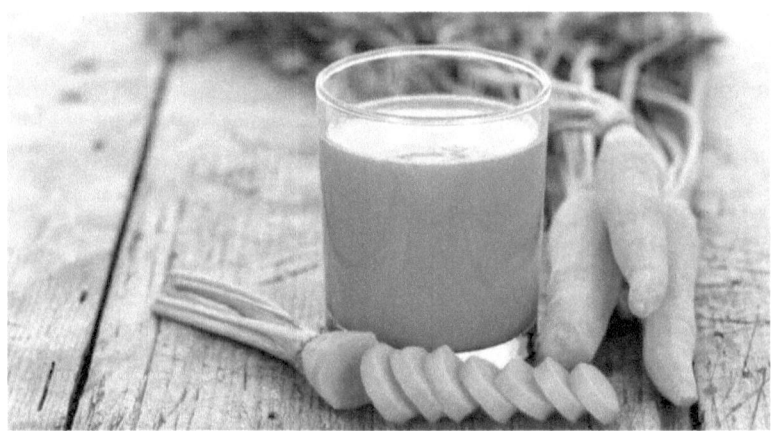

Combate a prisão de ventre

Caracterizado pela dificuldade em evacuar causada por dificuldades digestivas, ansiedade ou mesmo alimentação inadequada dentre outros.

Você deve incluir em sua alimentação: Abuse da ingestão de água durante o dia e procure fazer atividades físicas moderadas, como caminhadas, por exemplo. Consuma alimentos ricos em fibras como: arroz integral, trigo, aveia e frutas.

Receitas caseiras para o tratamento:

1 – Suco de beterraba: Faça o suco puro de beterraba, contendo 250 ml da mesma e tome por 2 vezes ao dia.

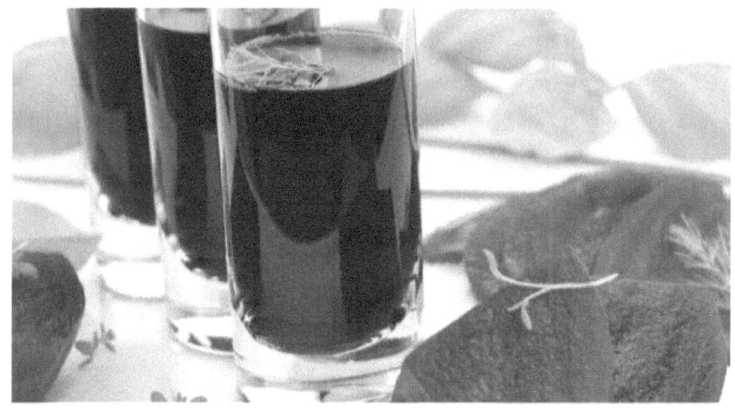

2 – Chá de bardana: O chá das folhas de bardana deve ser feito na proporção de 20 gramas para 1 litro de água e consumido ao menos 4 xícaras ao dia. Fica a seu critério adoçar com mel de abelhas.

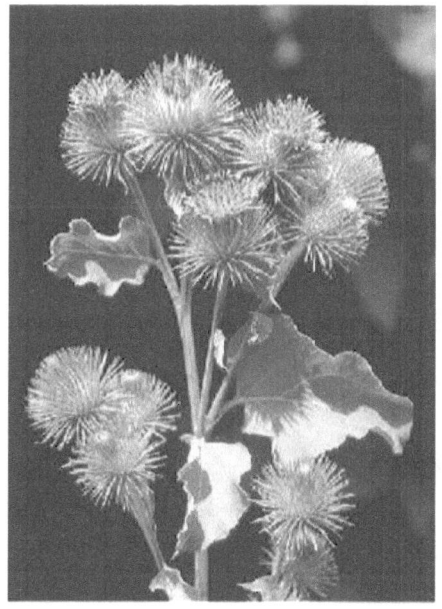

3 – Chá de salgueiro: O chá das folhas de salgueiro deve ser feito na proporção de 20 gramas para 1 litro de água e consumido ao menos 4 xícaras ao dia. Fica a seu critério adoçar com mel de abelhas.

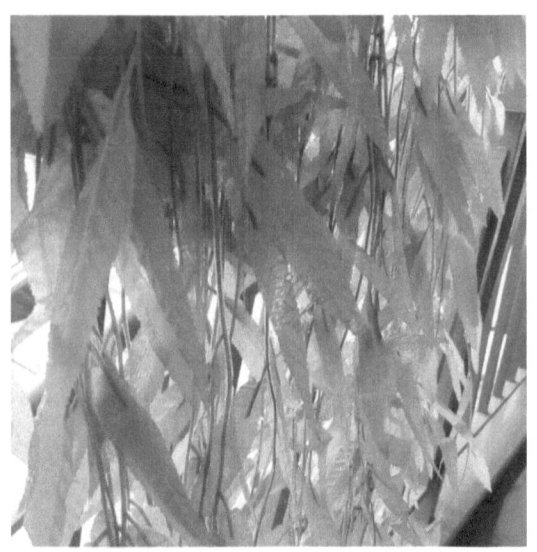

Combate a impotência sexual

Também pode ser causada pela falta de hormônios como visto anteriormente, porém existem receitas específicas que podem auxiliar no tratamento da impotência sexual de maneira conjunta ao tratamento hormonal.

Receitas caseiras para o tratamento:

1 – Chá de casca de catuaba: O chá da casca de catuaba deve ser feito na proporção de 30 gramas para 1 litro de água e consumido ao menos 4 xícaras ao dia.

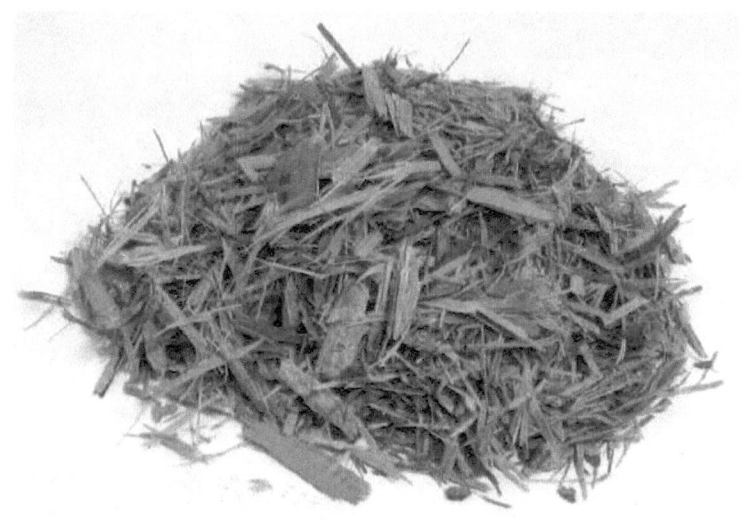

2 – Chá de semente de melancia: O chá da semente de melancia deve ser feito na proporção de 30 gramas para 1/2 litro de água e consumido ao menos 4 xícaras ao dia.

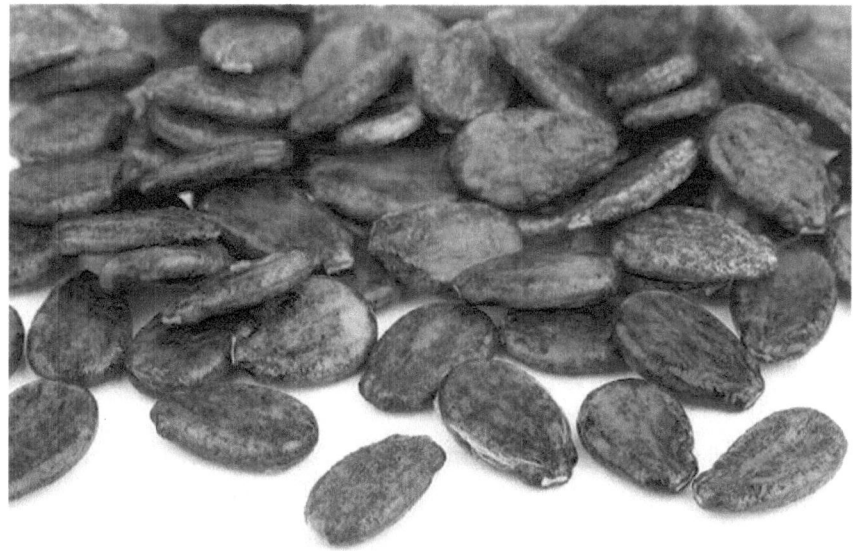

3 – Suco de mamão com kiwi e mel: O suco deve ser feito com 2 kiwis, 1 mamão pequeno sem semente e uma colher de sopa de mel, consumido pelo menos 1 vez ao dia, preferencialmente antes do repouso.

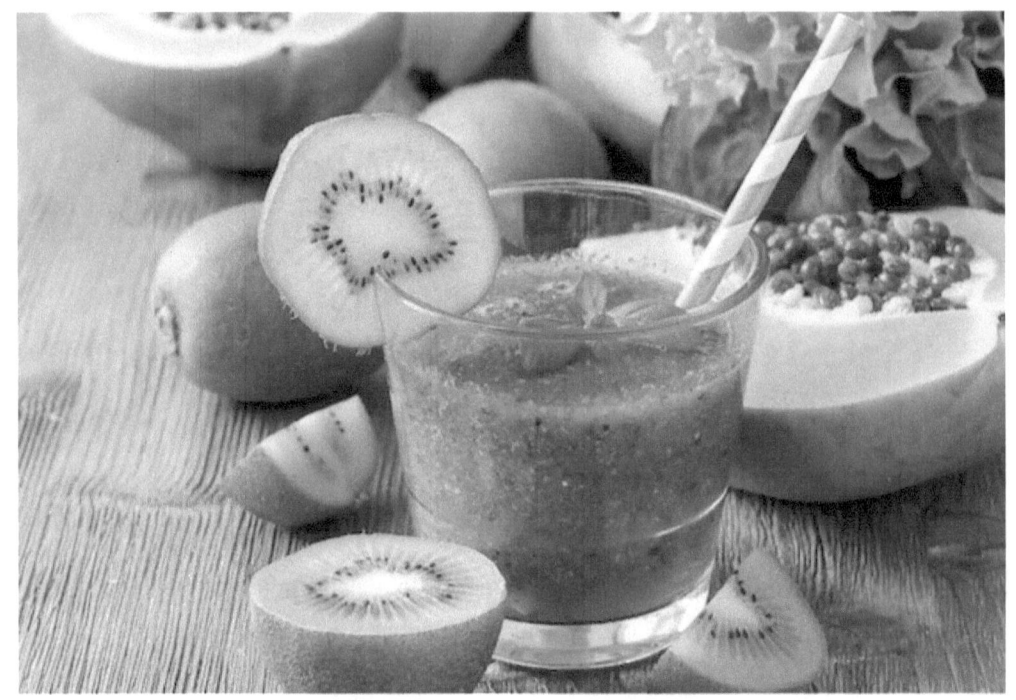

Combate ao derrame cerebral

Conhecido como derrame cerebral, e caracterizado quando ocorre a interrupção de fluxo sanguíneo para a região cerebral. Pode causar diversas sequelas permanentes se não for atendido rapidamente por um médico e tratado.

Você deve incluir em sua alimentação: Alimentos saudáveis e frescos, evitando o consumo excessivo de alimentos gordurosos e bebidas alcoólicas.

Receitas caseiras para o tratamento:

1 – Suco de berinjela com limão: Faça o suco de berinjela contendo um limão inteiro, consumindo preferencialmente em jejum ao acordar pela manhã 250 ml diariamente.

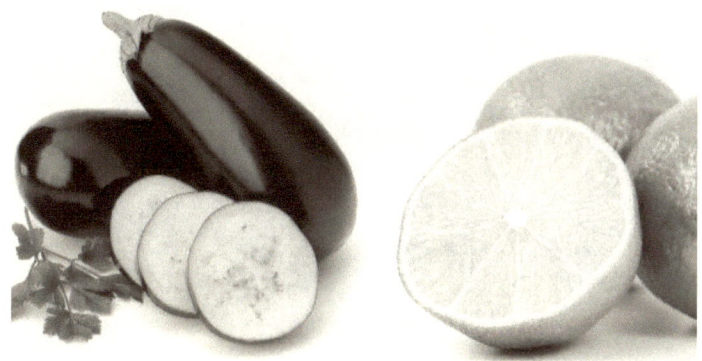

2 – Suco de cebola: Faça um suco de cebola diluído em água e limão, consuma por pelo menos 3 vezes ao dia 250 ml.

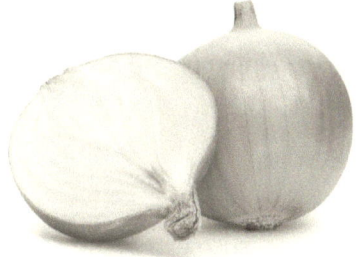

3 – Chá de alcachofra: O chá deve ser feito na proporção de 20 gramas de alcachofra para 1 litro de água, consumido pelo menos 3 xícaras ao dia.

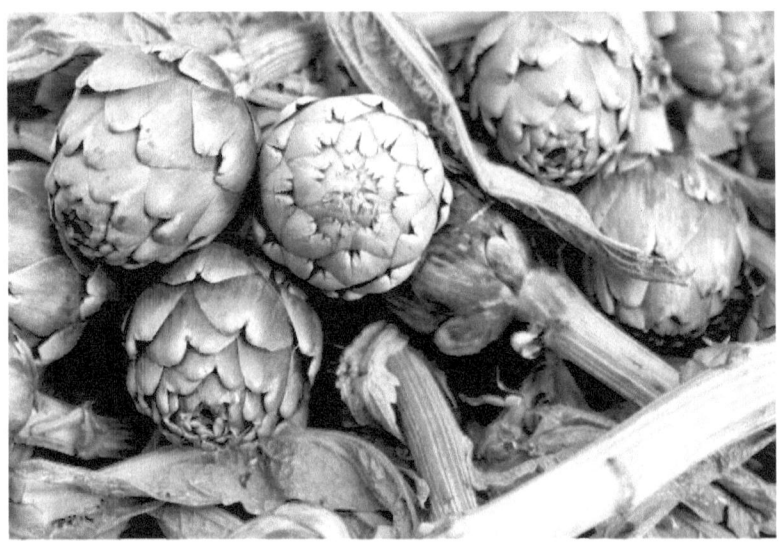

Combate a difteria

Caracterizada por ser uma infecção contagiosa bacteriana que se aloja na parte traseira da garganta, causando dificuldade em respirar e pode provocar ate mesmo febre.

Receitas caseiras para o tratamento:

1 – Suco de cebola/tomate: Faça um suco diluído em água com a cebola, e realiza gargarejos pelo menos 3 vezes ao dia, o mesmo pode ser feito com o suco de tomate.

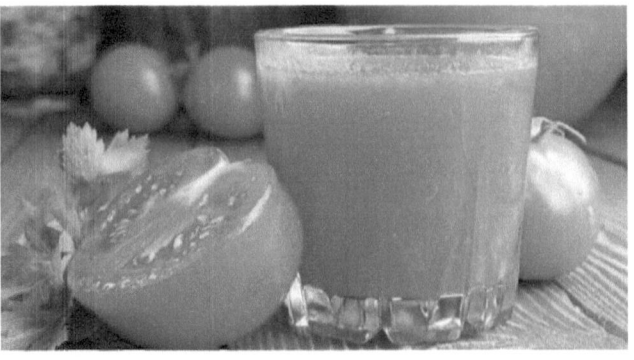

2 – Suco de limão/laranja: O consumo do suco de limão ou laranja durante o período do tratamento pode auxiliar no combate a desintoxicação devido as propriedades naturais das frutas.

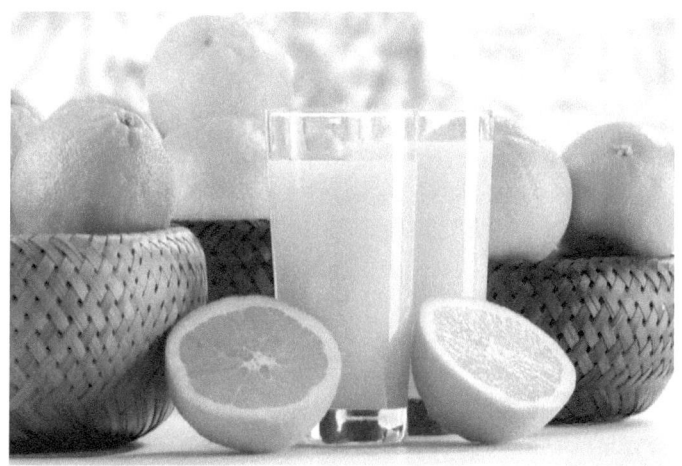

Combate ao estresse

Pode ser gerado o estresse em diversas situações, abalando tanto o emocional como a energia física do indivíduo que passa a não alimentar-se corretamente causando diminuição da eficiência do sistema imunológico.

Você deve incluir em sua alimentação: Procure alimenta-se corretamente, tendo horários bem definidos para evitar a baixa do sistema imunológico e exercitar-se corretamente. De preferência adote uma dieta mais natural e evite a tendência a fast-foods devido a correria do dia a dia.

Receitas caseiras para o tratamento:

1 – Chá de camomila: O chá deve ser feito na proporção de 20 gramas de folha de camomila para 1 litro de água, tomado ao menos 4 xícaras ao dia.

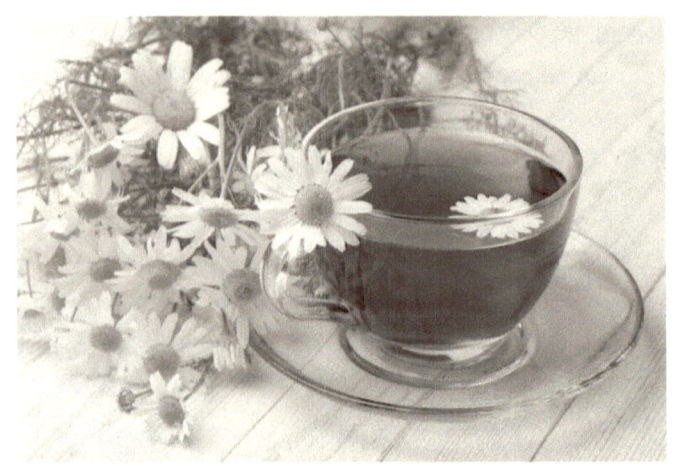

2 – Lêvedo de cerveja: adicionar lêvedo de cerveja em suas refeições também pode gerar diversos efeitos positivos. Existem cápsulas naturais que podem ser consumidas após as refeições diárias, assim como gérmen de trigo em mesma quantidade (2 cápsulas após as refeições em qualquer uma delas).

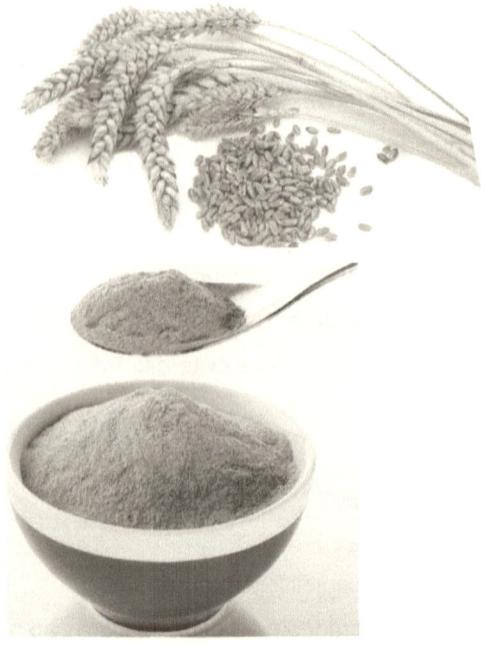

3 – Suco de laranja com maracujá: O suco deve ser feito com 2 laranjas e, pelo menos, uma polpa de maracujá, tomado preferencialmente pela manhã e na última refeição do dia.

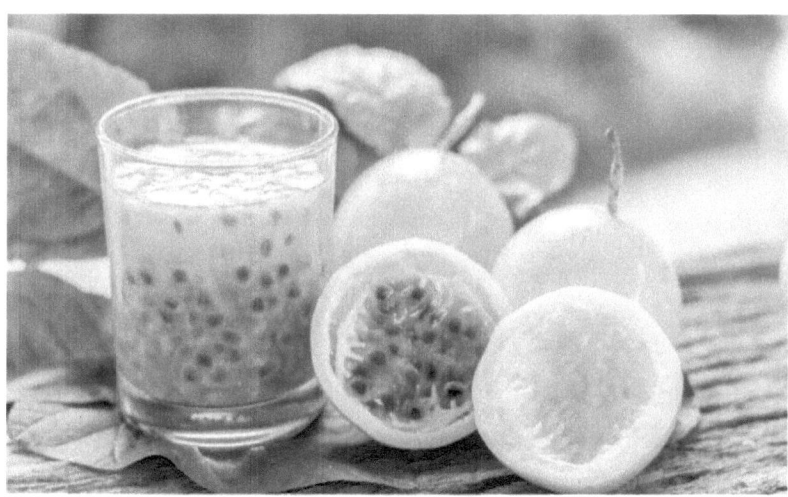

Combate a febre

A febre e uma resposta do organismo para algum tipo de ameaça detectada em nosso organismo. Em casos extremos pode até mesmo gerar convulsões e danos irreversíveis.

Você deve incluir em sua alimentação: Abuse da ingestão de água, para auxiliar na reposição de líquido do corpo e procure se alimentar naturalmente com alimentos leves e de fácil digestão, como frutas. Evite laticínios, carnes e gorduras em geral.

Receitas caseiras para o tratamento:

1 – Cebola: O suco diluído em água pode ser tomado na quantidade de pelo menos 2 xícaras ao dia durante o período de taque da febre.

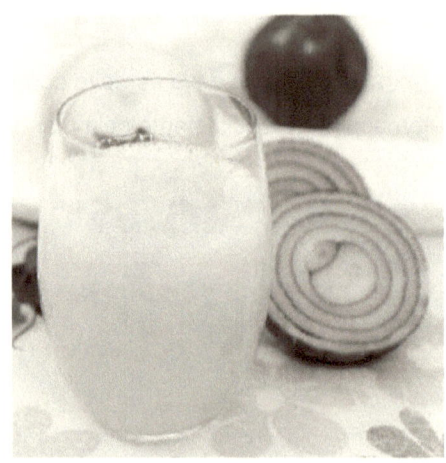

2 – chá de eucalipto: O chá das folhas de eucalipto deve ser feito na proporção de 20 gramas de folha de eucalipto para 1 litro de água e tomado ao menos 4 xícaras ao dia.

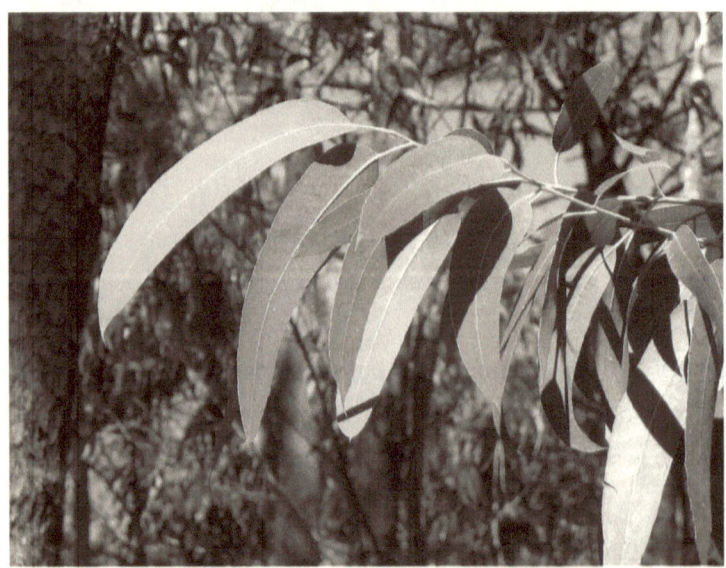

3 – Laranja e própolis: O suco de laranja natural deve ser feito com, pelo menos, duas laranjas e adicionado 10 gotas de própolis, por no mínimo 3 vezes ao dia.

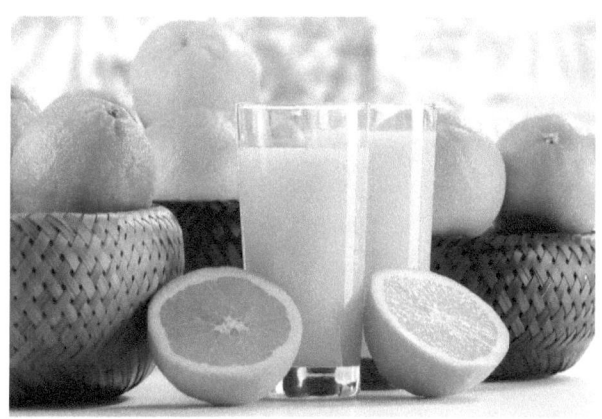

Combate a dores no fígado

Uma das mais importantes glândulas do corpo humano, o fígado auxilia na metabolização de diversos nutrientes em nosso corpo. Sendo responsável ainda pela eliminação de substâncias tóxicas de nosso corpo.

Você deve incluir em sua alimentação: Beba bastante água e evite principalmente bebidas alcoólicas.

Receitas caseiras para o tratamento:

1 – Chá da raiz de almeirão: Faça o chá na proporção de 30 gramas de raiz de almeirão para 1 litro de água, consuma 4 xícaras diariamente.

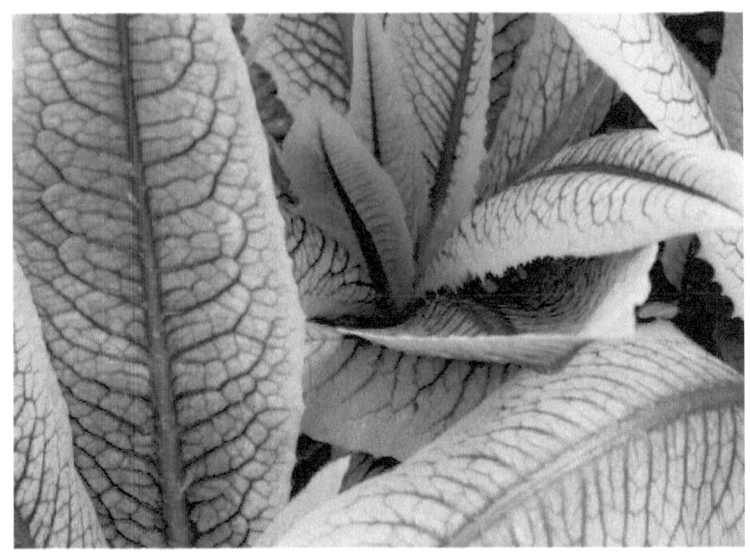

2 – <u>Chá de boldo:</u> Assim como o chá da raiz de almeirão, o boldo pode ser uma ótima opção para dores no fígado. Faça um chá contendo a mesma quantia/proporção, e tome ao menos 4 xícaras ao dia.

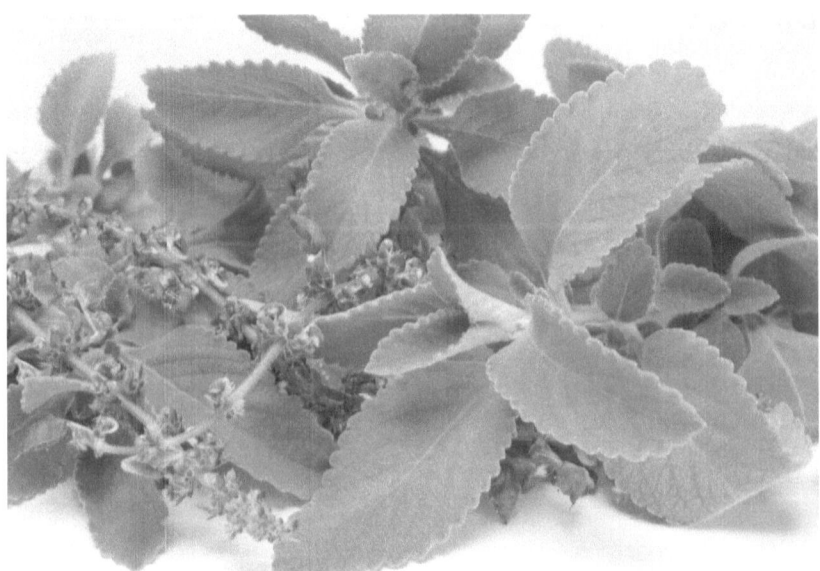

3 – <u>Suco de beterraba, couve e maçã:</u> Faça o suco contendo ao menos 1 fruta de cada uma das especificadas acima, e dissolva em água no liquidificador. Tome pelo menos 3 vezes ao dia.

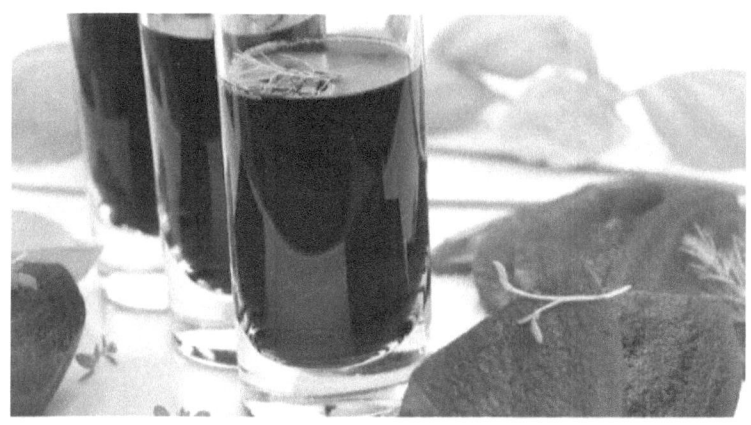

Combate ao furúnculo

Caracterizado pela formação de bolhas na pele devido a um processo de infecção nos folículos pilosos.

Você deve incluir em sua alimentação: Alimentos naturais e evitar gorduras e frituras. A dica extra e: banho de sol matinal pode auxiliar no processo de cura dos furúnculos.

Receitas caseiras para o tratamento:

1 – Limão: Tanto o consumo o suco de limão, como compressas feitas no local afetado podem auxiliar no tratamento do furúnculo. Deve ser feito diariamente ambos se possível.

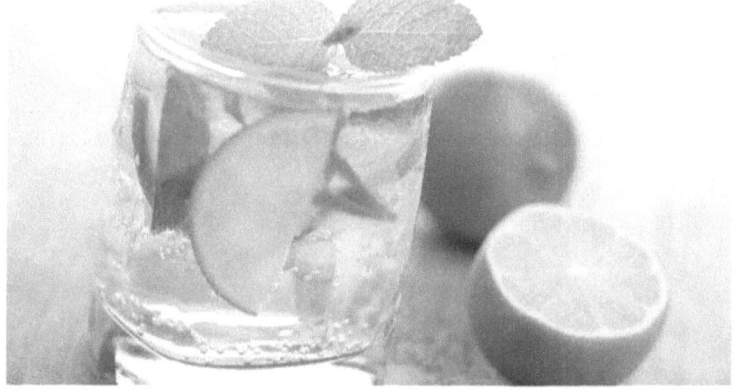

2 – Cebola: Realize uma compressa com cebola crua por no mínimo 2 horas e 2 vezes ao dia.

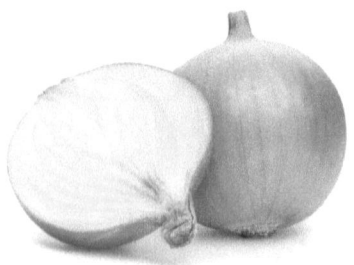

Combate a gripe

A gripe pode ser oriunda de diversos tipos de vírus, sendo muito contagiosa e de rápida manifestação, sendo geralmente percebida em torno de 3 dias os primeiros sintomas. Pode causar diversos efeitos como: sonolência, cansaço, dores no corpo e irritação nasal.

Você deve incluir em sua alimentação: Aumente a ingestão de água e frutas cítricas que auxiliarão no sistema imunológico.

Receitas caseiras para o tratamento:

1 – Eucalipto/Guaco: O chá deve ser feito em ambas na proporção de 20 gramas para 1 litro de água, consumido 3 a 4 xícaras diariamente.

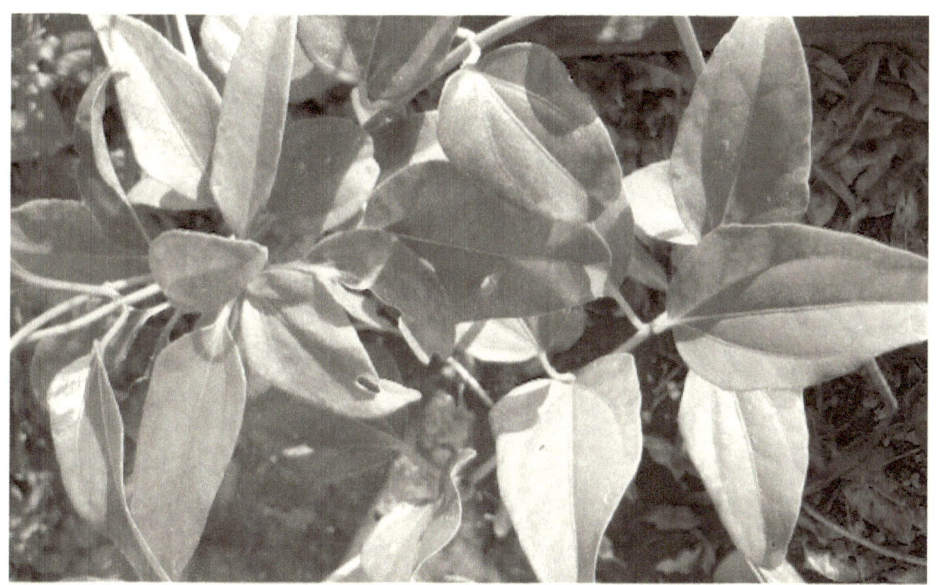

2 – Suco de cebola: Faça um suco contendo: 2 colheres de suco de cebola,1 colher de sopa de mel, o suco de 1 limão e adicione 1 xícara de água morna. Misture todos os ingredientes e tome ao menos 4 xícaras ao dia.

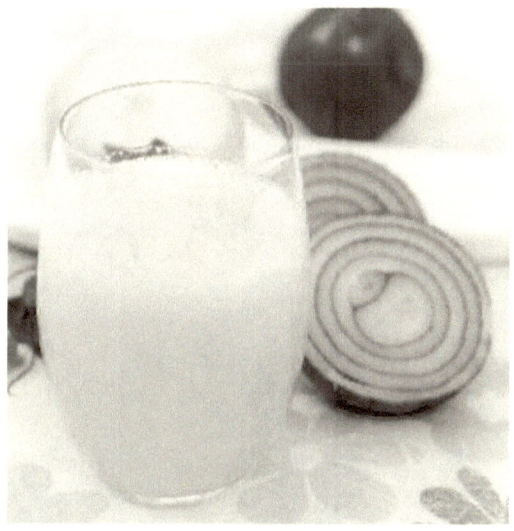

3 – Suco de laranja/limão com própolis: Faça um suco contendo uma ou duas frutas e 10 gotas de própolis, consuma por pelo menos 3 vezes ao dia.

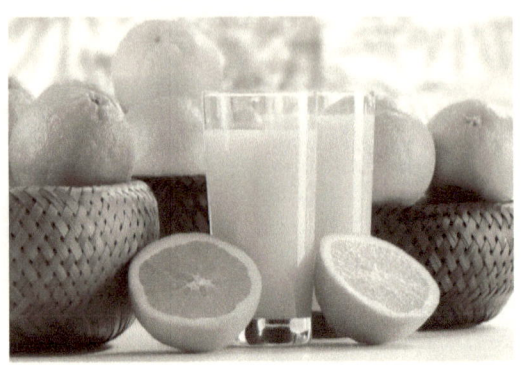

Combate a hemorroidas

Pode ser causada por fatores como obesidade, gravidez ou mesmo excesso de força durante a evacuação. Pode gerar sangramentos e desconforto geral ao sentar-se.

Você deve incluir em sua alimentação: Abuse dos alimentos ricos em fibras e alimentos laxantes naturais, como: abóbora, beterraba, laranja, aveia e outros legumes frescos. Evite bebidas alcoólicas e massas brancas no geral, como: pães, macarrão, biscoitos, doces e refrigerantes.

Receitas caseiras para o tratamento:

1 – Chá de acelga: O chá deve ser feito na proporção de 30 gramas para 1 litro de água, tome 4 xícaras diariamente.

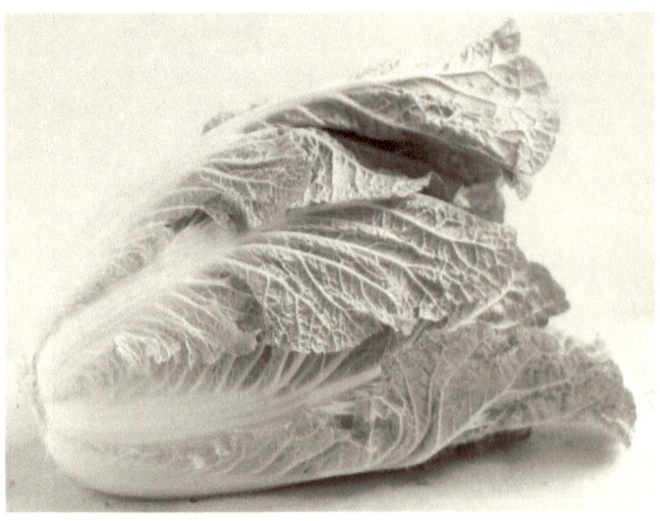

2 – Castanha da índia: Faça um chá com 5 colheres de sopa de castanha da índia e 2 litros de água, após deixar em descanso mornando por mais 10 minutos faça um banho se assento por 20 minutos diariamente para aliviar e melhorar a circulação no local.

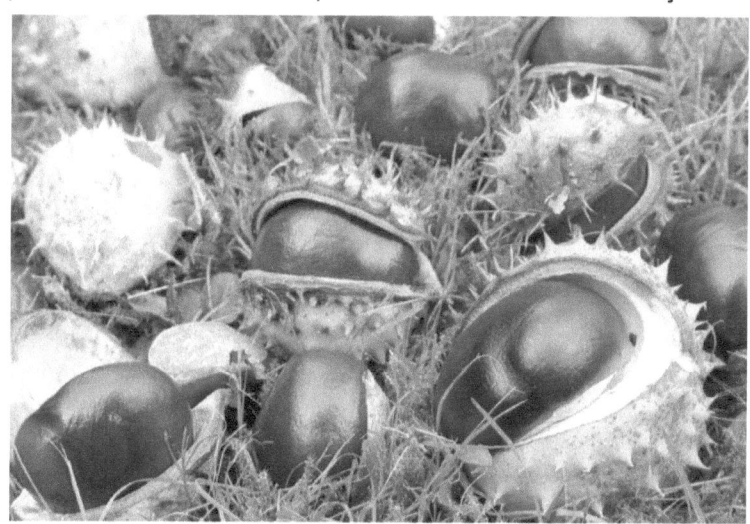

3 – Mamão: Faça um suco de mamão diluído em água, e procure tomar ao menos 250 ml por 6 vezes diariamente.

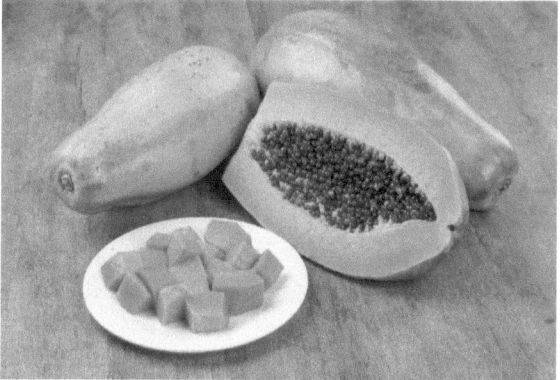

Combate a herpes

Infecção caracterizada por apresentar feridas na região afetada, podendo ser labial ou genital.

Você deve incluir em sua alimentação: Abuse do consumo de água e aumente a ingestão de cereais integrais e proteínas vegetais. Evite o consumo de açúcar refinado e bebidas alcoólicas.

Receitas caseiras para o tratamento:

1 – Berinjela: Faça uma compressa no local com as folhas de berinjela, renovando-a a cada 30 minutos.

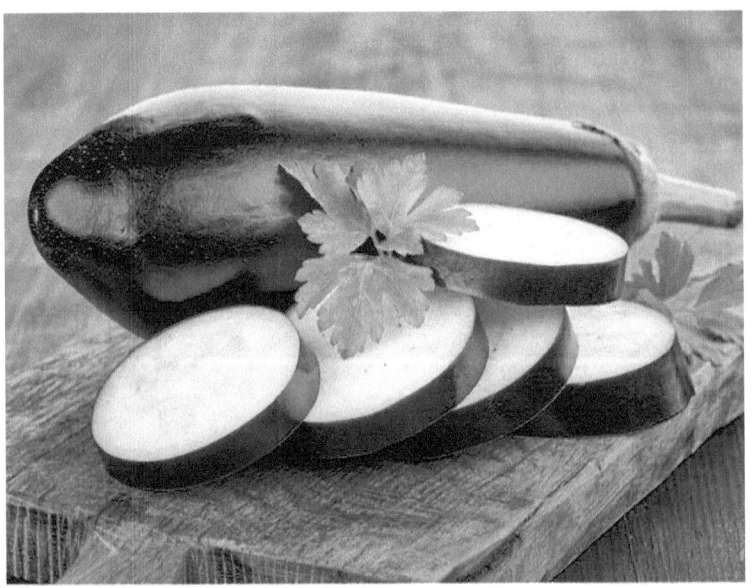

2 – Chá de bardana: O chá deve ser feito na proporção de 20 gramas das folhas, flores e raízes para 1 litro de água. Deve ser tomado ao menos 5 xícaras diariamente.

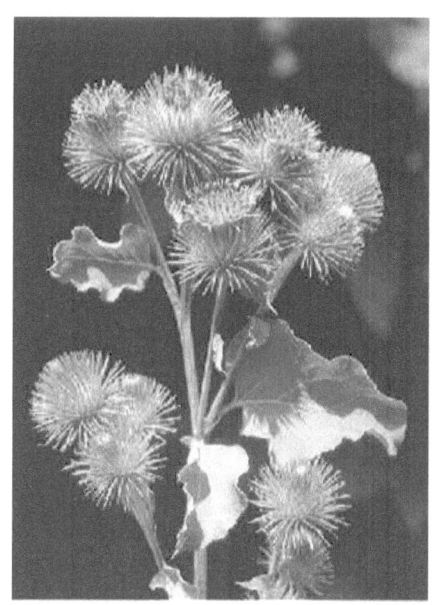

3 – Própolis: Aplique a pomada de própolis no local, 2 vezes ao dia para melhores resultados.

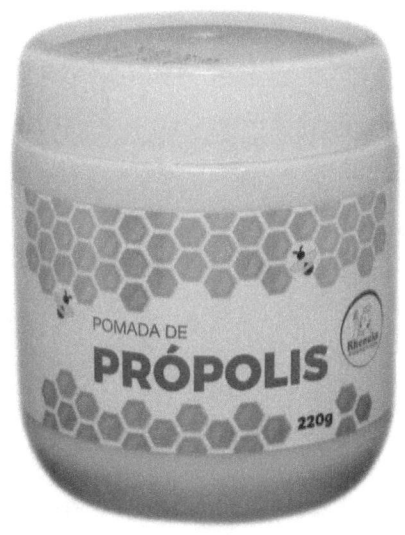

Combate a falta de apetite

A falta de apetite pode ser causada por milhares de fatores, desde doenças ate mesmo depressão. Geralmente faz com que o indivíduo tenha baixos níveis de energia e ainda prejudica o sistema imunológico facilitando o surgimento de doenças e vírus.

Dica extra: Neste caso em específico, o indivíduo apresenta algum motivo para evitar alimentos e devem ser observados cuidadosamente para identificar o problema. Dentre alguns fatores que podem melhorar o apetite estão: a prática de exercícios físicos e regulação do sono.

Receitas caseiras para o tratamento:

1 – Suco de cenoura: Faça o suco de cenoura diluído em água, e procure tomar diariamente 250 ml do mesmo por volta de 1 hora antes das refeições.

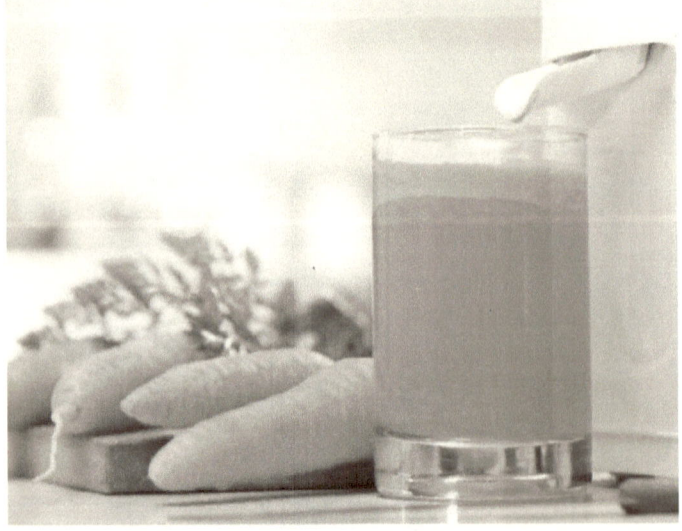

2 – Chá de alfazema: O chá deve ser feito na proporção de 15 gramas de folhas de alfazema para 1 litro de água, deve ser tomado ao menos 3 xícaras ao dia.

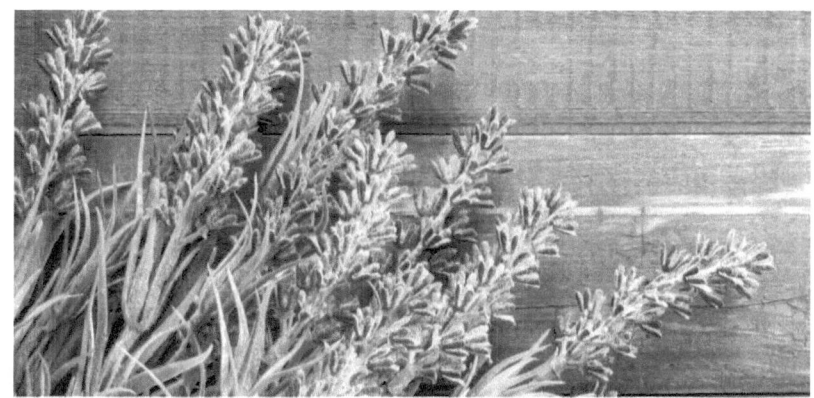

3 – Chá de losna: O chá deve ser feito na proporção de 20 gramas de folhas e flores de losna para 1 litro de água, deve ser tomado ao menos 2 colheres de sopa a cada hora do dia.

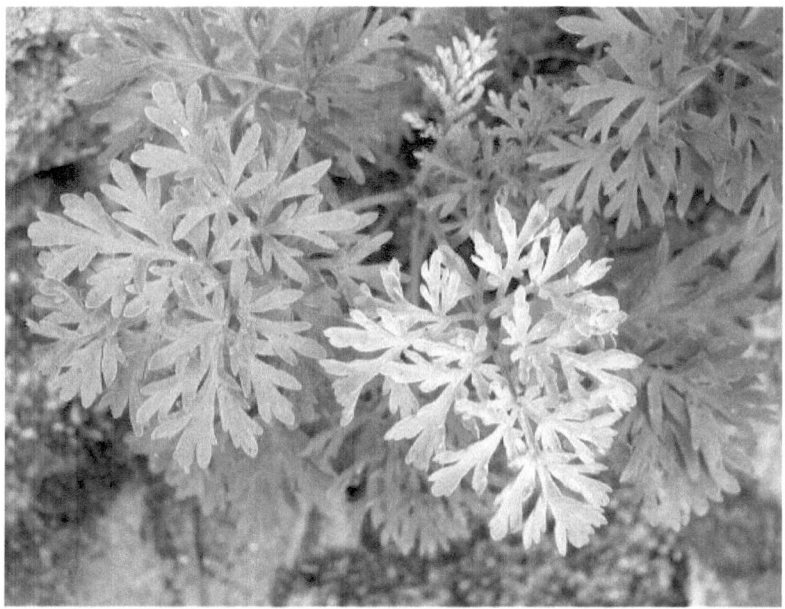

BÔNUS EXCLUSIVOS DESTA EDIÇÃO 1.0

Receita caseira de shampoo para queda de cabelo:

Ingredientes:

1 Shampoo neutro

4 Dentes de alho macerados

1 Colher de sopa de azeite de oliva extravirgem

2 Colheres de sopa de vinagre de maçã

1 Colher de sopa de óleo de rícino

Modo de preparo: Adicione em um liquidificador os seguintes ingredientes: O azeite de oliva extravirgem, o óleo de rícino, o vinagre de maça e os dentes de alho, todos nas quantidades citadas acima.

Bata no liquidificador até obter uma mistura homogênea, (cerca de 1 minuto e meio), e coloque a mistura em um recipiente.

Em seguida adicione ao recipiente todo o shampoo neutro com a mistura feita no liquidificador anteriormente, misture bem e recoloque todo o conteúdo no frasco de shampoo neutro novamente.

Modo de aplicação: O shampoo deve ser deixado em repouso por, pelo menos, uma semana, antes de começar as aplicações nos cabelos. Este processo fará com que todos os nutrientes sejam realmente absorvidos e liberados as propriedades na solução capilar.

Aplique este shampoo durante três meses, intercalando com um shampoo comum e ideal para seu tipo de cabelo. Após a aplicação por três meses, você deve pausar as aplicações por 1 mês, para o devido descanso capilar e então pode utilizar novamente seguindo os mesmos procedimentos.

Na aplicação deve-se deixar o shampoo agir por pelo menos 5 minutos massageando o couro capilar para que se obtenham melhores resultados durante a aplicação.

Considerações Finais

Espero que todo conteúdo tenha sido proveitoso e auxilie da mesma forma que já ajudou diversas pessoas que encontraram em alimentos e plantas uma forma saudável para o tratamento de diversas enfermidades.

Devemos lembrar que mesmo que existam diversos avanços médicos e modernos, a única maneira realmente eficiente que não gera nenhum tipo de colateral de tratamento, se dá através de uma boa alimentação e cuidados com nossa saúde.

Diversas receitas já me auxiliaram em tratamentos que por vezes não obtive o resultado esperado com métodos artificiais, como na melhora da enxaqueca como exemplo.

Aproveitem todas as dicas e receitas e principalmente passem a enxergar nos métodos naturais uma maneira de levar a vida de forma mais saudável e aproveitando melhor os recursos que nos foram dados.

OBRIGADO!!!

Sugestões, dicas, relatos e dúvidas:

Contato: Matheus S. F. Silva

E-mail: the.acme@outlook.com

(Acme Mkt. Digital)

www.ingramcontent.com/pod-product-compliance
Lightning Source LLC
Chambersburg PA
CBHW020931180526
45163CB00007B/2972